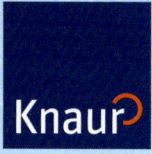

DR. OLIVER PLOSS

Endlich frei von
Muskelschmerzen

- Wirksame Hilfe bei Muskelschmerzen, Krämpfen und Verspannungen
- Extrateil: Fibromyalgie und Restless Legs effektiv behandeln

INHALT

Vorwort	4

|1| Muskelschmerzen und ihre Ursachen — 6

Ein verbreitetes Beschwerdebild	7
Verschiedene Behandlungsmöglichkeiten	7
So ist die Muskulatur aufgebaut	8
So werden Bewegungen gesteuert	8
Erregung und Entspannung des Muskels	9
Wie entstehen Muskelkrämpfe?	10
Auslöser für Muskelkrämpfe	10
Mögliche Folgeerkrankungen	12
Besonders tückisch: der nächtliche Wadenkrampf	12
»Verspannungen« – ein vermeidbares Übel	13
Sichere Hilfe bei Muskelkrämpfen	14
Wichtiges zum Thema Selbstbehandlung	17
Rezeptfrei heißt wirksam und gut verträglich	17

|2| Rückenschmerzen — 18

Schmerzen ohne Krankheitsbild	19
Chronische Muskel- und Rückenschmerzen ganzheitlich behandeln	20
Pflanzliche Einreibungen	20
Auf den Säure-Basen-Haushalt achten	23
Säuren und Basen in Nahrungsmitteln	24
Basenreiche Ernährung gegen die Übersäuerung	26
Entgiftung und Ausleitungstherapie	27
Was Rücken und Muskeln sonst noch guttut	29
Sport und Gymnastik	29
Richtige Haltung	30
Massagen	32
Entspannen und sich wohlfühlen	32

INHALT

|3| Fibromyalgie — 34

Fibromyalgie – Muskelschmerzen überall — 35
- Was ist das Fibromyalgie-Syndrom? — 35
- Hauptsymptome und begleitende Beschwerden — 36
- Häufigkeit und Ausbreitung der Fibromyalgie — 37
- Wie erkennt man eine Fibromyalgie? — 38

Die Tenderpoints — 40

Eine schwierige Diagnose — 42
- Hauptsymptome der Fibromyalgie — 43
- Begleitsymptome — 46
- Psychische Probleme — 48
- Gibt es eine Fibromyalgie-Persönlichkeit? — 50
- Was wird im Labor untersucht? — 51

Ganzheitliche Fibromyalgie-Behandlung — 55
- Am Anfang der Therapie steht Aufklärung — 55
- Möglichkeiten der Schmerzbehandlung — 56
- Die geistige Leistungsfähigkeit gezielt fördern — 59

Therapiemöglichkeiten — 61
- Die Arzneipflanze Chinarinde — 61
- Beinwell zur äußerlichen Anwendung — 65
- Behandlungsmöglichkeiten der Vitalstoffmedizin — 66
- Enzymtherapie — 66
- Akupunktur — 67
- Biochemie — 67
- Ernährung — 67
- Auf ein gesundes Darmmilieu achten — 71
- Bleiben Sie in Bewegung — 77

|4| Unruhige Beine — 78

Das Restless Legs Syndrom (RLS) — 79
- Wenn die Beine nicht zur Ruhe kommen — 79
- Wie wird das RLS diagnostiziert? — 80
- Die Rolle des Botenstoffs Dopamin — 82
- Eine schwer zu therapierende Erkrankung — 83

Eisen- und Nährwerttabelle — 84

Zum Nachschlagen — 88

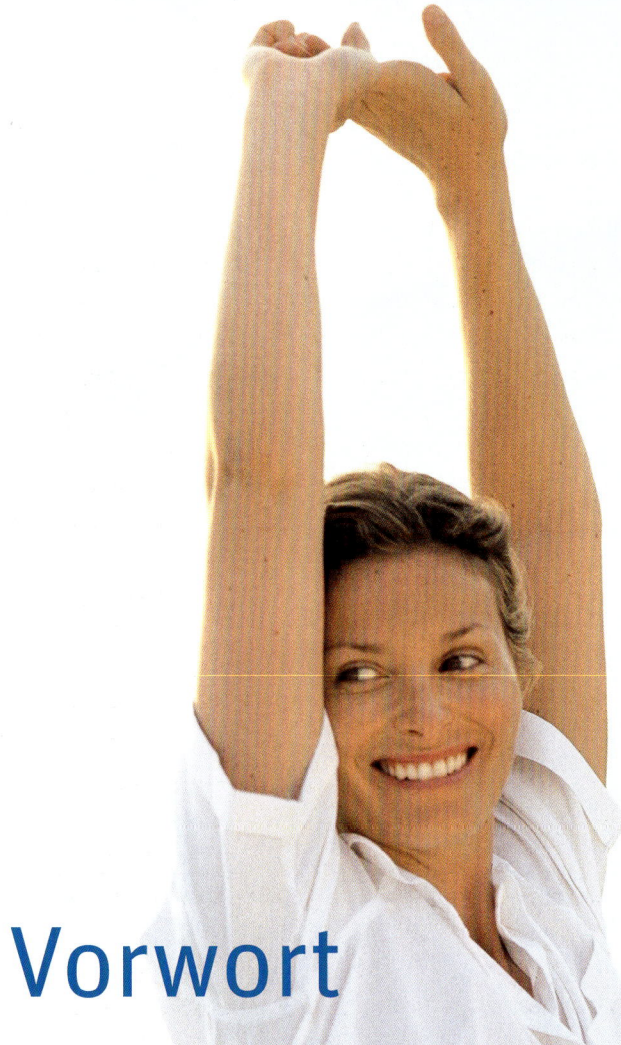

Vorwort

Fast die Hälfte der Menschen bei uns wird regelmäßig von schmerzhaften Muskelkrämpfen und Verspannungen geplagt. Vielen von ihnen kann geholfen werden.

VORWORT

Liebe Leserinnen, liebe Leser,

mehr als 30 Millionen Deutsche werden regelmäßig von schmerzhaften Muskelkrämpfen und Verspannungen geplagt. Die Tendenz ist aufgrund der Bevölkerungsentwicklung steigend, denn ältere Menschen sind häufiger betroffen als jüngere. Immer öfter suchen Patienten mit schwierigen Erkrankungen des Muskelapparats auch naturheilkundlich arbeitende Ärzte und Therapeuten auf.

Die Ursachen für die Schmerzzustände sind vielfältig. Sie reichen von Durchblutungsstörungen über Mineralstoffmangel und die Einnahme bestimmter Medikamente bis hin zur Überbeanspruchung der Muskulatur durch körperliche Aktivitäten.

Oft sind auch Beschwerden, bei denen ein unmittelbarer Zusammenhang gar nicht erwartet wird, auf Verkrampfungen kleinster Muskelfasern zurückzuführen. Dies ist zum Beispiel der Fall bei der »Fibromyalgie«, die unter anderem durch chronische Schmerzen in der Muskulatur gekennzeichnet ist. Das Gleiche gilt für das »Restless Legs Syndrom«, bei dem es vor allem abends und nachts zu einem unkontrollierbaren Bewegungsdrang in den Beinen kommt.

Werden die Muskeln ständig und in starker Weise angeregt, zum Beispiel durch anhaltende psychische und physische Belastungen, kann es zu Muskelkrämpfen und -schmerzen kommen. Diese Beschwerden können auch chronisch werden. Auch wenn sie in etwa einem Viertel aller Fälle ohne erkennbaren Grund auftreten: Falls Sie häufiger unter Muskelkrämpfen und schmerzhaften Verspannungen leiden, sollten Sie dies als Warnsignal Ihres Körpers ansehen. Gehen Sie also rechtzeitig zum Therapeuten, und lassen Sie untersuchen, ob dahinter nicht eine ernst zu nehmende Erkrankung steckt.

Dieses Buch stellt Ihnen Möglichkeiten einer sinnvollen Vorbeugung und Behandlung muskelkrampfbedingter Beschwerden vor. Es zeigt Ihnen aber auch die Grenzen dieser Möglichkeiten. Der Ratgeber kann und soll allerdings das Gespräch mit Ihrem Arzt, Heilpraktiker oder Apotheker nicht ersetzen. Im Zweifelsfall empfiehlt es sich stets, professionellen Rat einzuholen, Ihrer Gesundheit zuliebe!

Dr. Oliver Ploss

MUSKELSCHMERZEN UND IHRE URSACHEN

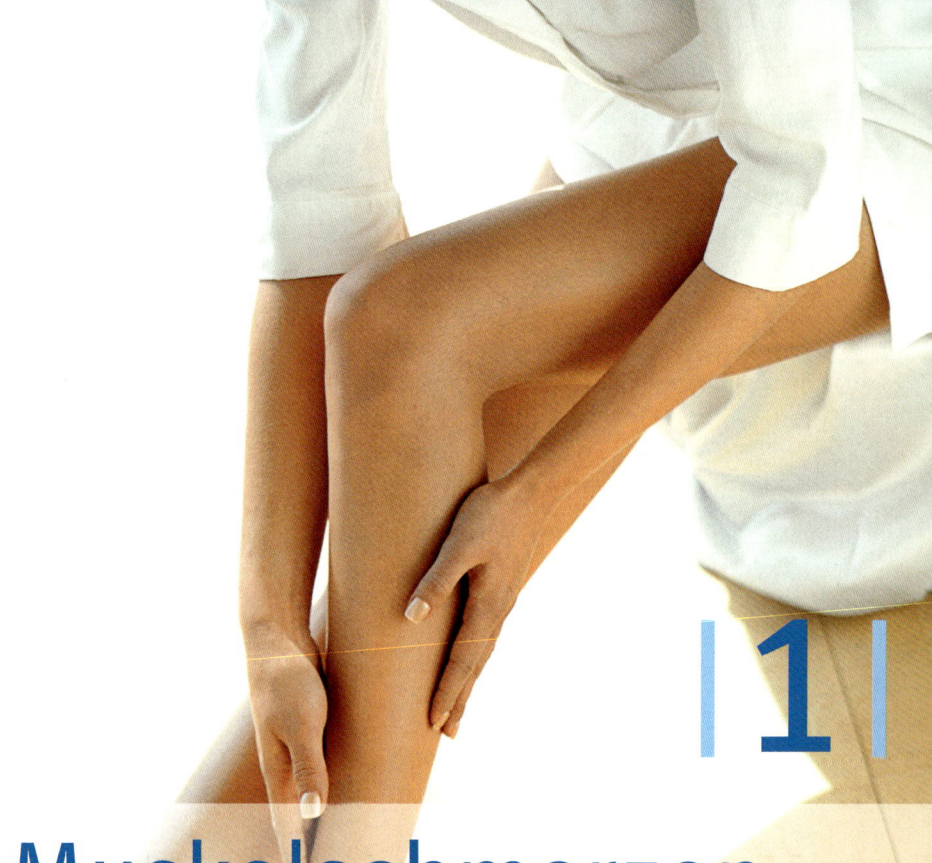

Muskelschmerzen und ihre Ursachen

Bei einem Krampf zieht sich ein Muskel durch einen unkontrollierten Nervenreiz schmerzhaft zusammen. Fachleute sprechen deshalb auch von einem »Kurzschluss im Nervenkabel«.

EIN VERBREITETES BESCHWERDEBILD

Über die Entstehung von Muskelschmerzen, Krämpfen und Verspannungen ist nur wenig Genaues bekannt; die wirksame und gleichzeitig schonende Behandlung von Patienten mit Muskelbeschwerden ist daher nach wie vor eine therapeutische Herausforderung.

Muskelschmerzpatienten berichten zumeist über langjährige Leidenserfahrungen, im Spezialfall der Fibromyalgie noch verstärkt durch eine Reihe typischer Begleitsymptome, die von Mundtrockenheit über chronische Müdigkeit und Beeinträchtigung der Gedächtnisfunktionen bis hin zu Depressionen und Angsterkrankungen reichen.

Ein verbreitetes Beschwerdebild

Schmerzhafte Muskelbeschwerden treten vergleichsweise häufig auf. Allein für die Fibromyalgie geht man in Deutschland von einer Verbreitung im Bereich von zwei Prozent der Bevölkerung aus, wobei Frauen stärker betroffen sind als Männer.

Chronische oder unregelmäßig wiederkehrende Verspannungsschmerzen und Muskelkrämpfe, die nicht mit der Fibromyalgie in Zusammenhang stehen, dürften einen zweistelligen Prozentsatz der Bevölkerung betreffen. Und mit wiederkehrenden schmerzhaften Wadenkrämpfen plagen sich bei uns mehr als die Hälfte der Menschen in der zweiten Lebenshälfte.

Alles in allem sind also allein in Deutschland mehrere Millionen Menschen betroffen, und in den Nachbarländern sieht es kaum anders aus.

> **Wichtig zu wissen**
> Sie sind nicht allein: Millionen von Menschen hierzulande haben unter schmerzhaften Muskelbeschwerden zu leiden!

Verschiedene Behandlungsmöglichkeiten

Die Behandlung von Muskelschmerzen, Krämpfen und Verspannungen umfasst medikamentöse, physikalische und psychologische Verfahren, die häufig parallel zum Einsatz kommen. Zu den eingesetzten Medikamenten gehören die klassischen Schmerzmittel; zusätzlich werden Psychopharmaka und insbesondere muskelentspannende Mittel eingesetzt.

MUSKELSCHMERZEN UND IHRE URSACHEN

So ist die Muskulatur aufgebaut

Unser Körper verfügt über drei Arten von Muskeln: die glatte Muskulatur (der Eingeweide und Blutgefäße), die Herzmuskulatur und die gestreifte Skelettmuskulatur. Nur diese, auch äußerlich sichtbaren, Skelettmuskeln, kann der Mensch bewusst steuern. Sie bestehen, wie zum Beispiel der Wadenmuskel, aus mehreren millimeterkleinen Bündeln von Zellen, von denen jede bis zu 30 Zentimeter lang gestreckt sein kann.

Zusammengehalten werden diese sogenannten Muskelfasern von Bindegewebe. Im Innern der Fasern finden sich lange, als Myofibrillen bezeichnete Eiweißstränge. Diese wiederum bestehen aus speziellen, parallel angeordneten Untereinheiten: den Proteinen Aktin und Myosin. Verschieben sich diese beiden in den Myofibrillen gegeneinander, so verkürzt sich der Muskel und entwickelt dabei seine Kraft.

So werden Bewegungen gesteuert

Auf ein wenig »Fachchinesisch« können wir an dieser Stelle nicht verzichten: Bei jeder Arbeit eines Muskels, egal an welchem Ort er sich befindet, laufen die gleichen physiologischen Vorgänge ab. Damit ein Muskel sich zusammenziehen kann, müssen zwei »Teilnehmer« miteinander in Verbindung treten: die Muskelfasern auf der einen sowie elektrische und chemische Reize des Nervensystems auf der anderen Seite.

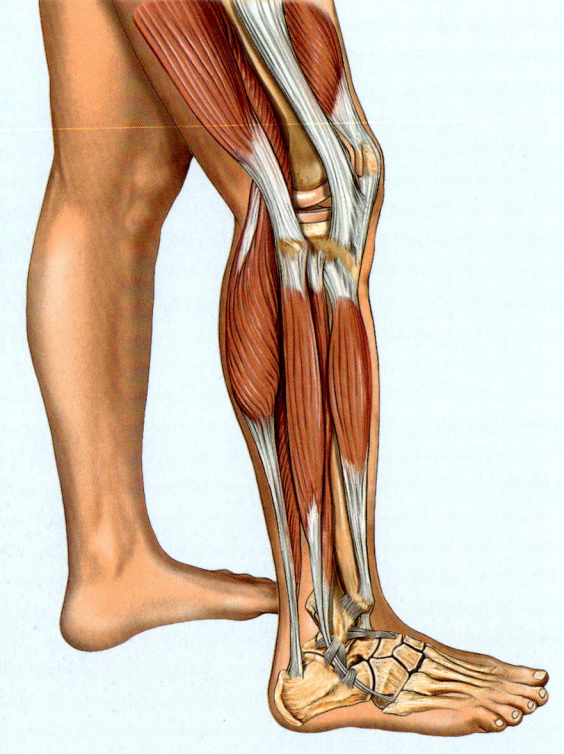

Nach einem Impuls des Gehirns bringen elektrische und chemische Reize des Nervensystems den Muskel dazu, sich zu bewegen.

SO WERDEN BEWEGUNGEN GESTEUERT

Muskelbewegungen können auch willentlich gesteuert werden, und zwar über Nervenfasern, die über unser Gehirn direkt mit den Muskelfasern in Verbindung stehen. Das Gehirn sendet hierzu einen Impuls aus, der über die Nervenfasern bis zum Verbindungsstück zwischen Nerv und Muskel, zur sogenannten »motorischen Endplatte«, gelangt.
Durch die Ankunft des Nervenimpulses an der motorischen Endplatte wird aufgrund eines automatisch ablaufenden biochemischen Vorgangs der Nervenbotenstoff Acetylcholin dorthin ausgesandt. Dieser bewirkt dann, vereinfacht dargestellt, das Gegeneinanderverschieben von Aktin und Myosin und damit das Zusammenziehen des Muskels.

Erregung und Entspannung des Muskels

Bei der Muskelkontraktion spielen Kalium-, Natrium- sowie Calciumionen eine zentrale Rolle. Nach der Ankunft des Nervenimpulses an der motorischen Endplatte werden die Calciumkanäle geöffnet. Calcium wird freigesetzt und setzt den chemischen Ablauf in Gang, durch den eine Kontraktion des Muskels stattfindet.

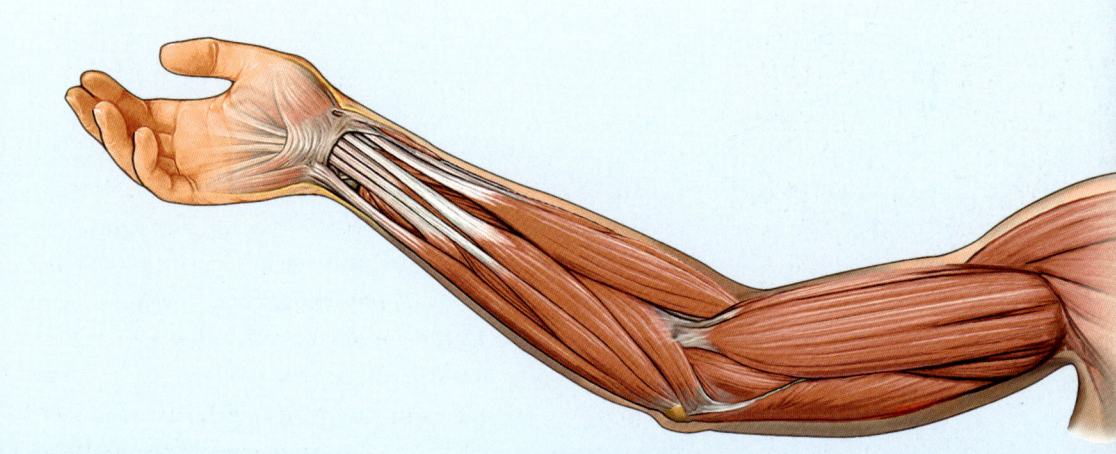

In hoher Geschwindigkeit müssen Nervenimpulse aufeinanderfolgen, damit der Muskel beginnt, sich anzuspannen.

Jeder Erregung folgt dann eine Entspannung des Muskels. Sie setzt dann ein, wenn die Calciumionen wieder aktiv zurückgepumpt werden. Ebenso ändern sich bei diesen Vorgängen auch die Kalium- und Natriumkonzentrationen. Wichtig zu wissen: Diese Abläufe müssen in hoher Geschwindigkeit mehrmals hintereinander stattfinden, um eine wirkliche Muskelanspannung zu erreichen. Ein einzelner Impuls sorgt nur für ein heftiges Muskelzucken.

Wie entstehen Muskelkrämpfe?

Die Skelettmuskulatur besteht aus vielen Fasern, die sich bei Bewegung zusammenziehen und danach wieder entspannen. Dies ermöglicht eine bewusst gesteuerte Verkürzung oder Verlängerung des Muskels, je nachdem, welche Bewegung gerade ausgeführt werden soll (Fibromyalgie-Patienten haben oft das Gefühl einer zu kurzen Muskulatur). Dabei schickt das Gehirn in der vorhin beschriebenen Weise über Nerven einen Reiz, der die Muskelfasern zum Zusammenziehen anregt.

Die gemeinsame Kontraktion dieser Fasern nehmen wir dann als die gewünschte Anspannung des gesamten Muskels wahr.

Auslöser für Muskelkrämpfe

Ist dieses komplizierte System gestört, kann es zu einem spontanen, unwillkürlichen Zusammenziehen einzelner kleiner Muskelfasern kommen. Die meisten Menschen kennen dies in Form eines feinen, nicht kontrollierbaren, allerdings auch nicht weiter beeinträchtigenden Muskelzuckens. Hierbei handelt es sich bereits um kleine Muskelkrämpfe, die, wenn viele Muskelfasern auf einmal betroffen sind, sich zu einem »echten«, das heißt, sich zu einem starken und sehr schmerzhaften Krampf weiterentwickeln können.

Bei einem Krampf tritt jedoch ein unwillkürlicher Nervenreiz auf, den der Muskel zunächst teilweise und dann ganz mit äußerst schmerzhaftem Zusammenziehen beantwortet. Hierbei spricht man von einem Muskelkrampf (besonders häufig ist der Wadenkrampf) oder auch von einem »Kurzschluss im Nervenkabel«.

WIE ENTSTEHEN MUSKELKRÄMPFE?

Ausgelöst werden Muskelkrämpfe beispielsweise bei unzureichender Durchblutung. Auch anstrengende Körperhaltungen im Alltag, orthopädisch bedingte Fehlstellungen oder ungünstige Positionen während des Schlafens können zu spontanen Krämpfen führen.

In manchen Fällen kommt auch ein Mangel an Mineralstoffen, allen voran Magnesium, Calcium und Kalium, ohne die ein Muskel nicht einwandfrei funktionieren kann, als Ursache für das Auftreten von Krämpfen in Frage. Vor allem Sportler und schwer körperlich arbeitende Menschen können hiervon betroffen sein, da der Körper bei starkem Schwitzen wichtige Mineralstoffe und Spurenelemente über die Haut ausscheidet.

Wer unter Muskelkrämpfen leidet und häufig Abführmittel einnimmt, dem könnte der Umstieg auf ein sanfter wirkendes Präparat helfen.

Bestimmte entwässernde Medikamente, sogenannte Diuretika, können ebenfalls (über den Urin) zu einer Mineralstoffverarmung des Körpers führen. Ein besonderes, weil bekanntlich weitverbreitetes Problem stellen in diesem Zusammenhang auch falsch dosierte, drastisch wirkende Abführmittel dar, da sie bei Dauergebrauch zu Verlusten an Mineralstoffen führen. Menschen, die ohnehin häufig unter Krämpfen leiden, sollten daher stark wirksame Abführmittel meiden und auf sanfte, aber ebenso wirksame Mittel der neueren Generation (auf der Basis moderner Makrogole, insbesondere in fixer Kombination mit

Muskelkrämpfen und -schmerzen vorbeugen

Liegt Ihren Beschwerden keine Erkrankung zugrunde, kann oft eine Änderung der Lebensweise vorbeugend wirken. Genießen Sie Alkohol, Nikotin und Kaffee nur in kleinen Mengen, da starker Konsum Muskelkrämpfe auslösen kann. Vermeiden Sie Fehlhaltungen, wenn möglich auch körperliche und seelische Überlastungen, denn auch sie gehen mit muskulären Reaktionen einher, die sich schmerzhaft auswirken können.

Regelmäßige Gymnastik und Wechselbäder verbessern die Durchblutung und die Muskelfunktion. Bei nächtlichen Wadenkrämpfen kann eine untergelegte Knierolle Abhilfe schaffen.

dem pflanzlichen Präbiotikum Inulin; rezeptfrei in der Apotheke erhältlich) umsteigen, da diese den Mineralstoffhaushalt nicht belasten.

Bei einem Muskelkrampf sollte man direkt versuchen, ihn durch gymnastische Maßnahmen zu lösen oder ihm mit geeigneten muskelentspannenden Mitteln auf der Basis des Wirkstoffs Chininsulfat (rezeptfrei in Apotheken erhältlich) rechtzeitig entgegenzuwirken (siehe Seite 15).

Zu den Erkrankungen, die häufig mit Muskelkrämpfen einhergehen können, gehören vor allem die Fibromyalgie und das Restless Legs Syndrom, denen deshalb in diesem Buch je ein eigenes Kapitel gewidmet ist.

Hinzu kommen Durchblutungsstörungen, venöse Stauungen (z. B. Krampfadern), die sogenannten Polyneuropathien, die bei Diabetikern häufig auftreten, sowie Probleme aus dem orthopädischen Bereich, wie Schulter-Arm-Syndrom, Fußfehlstellungen und die Beschwerdesyndrome an Hals-, Brust- und Lendenwirbelsäule.

Auch starke Dauerbelastungen können Auslöser von Muskelkrämpfen sein. In erster Linie sind hier anhaltender psychischer und körperlicher Stress zu nennen, aber auch eine Beanspruchung der Muskulatur durch körperliche Überlastung im Alltag oder beim Sport.

Mögliche Folgeerkrankungen

Es bleibt keineswegs dabei, dass Erkrankungen oder Dauerbelastungen mit der Zeit zu Muskelkrämpfen und -schmerzen führen. Es kommt auch umgekehrt häufig vor, dass die Schmerz- und Krampfzustände ihrerseits zum Auslöser für weitere Symptome werden. Dazu gehören in erster Linie Spannungskopfschmerzen, ein ausgeprägtes Missempfinden in den Fingern (ein ständiges Kribbeln oder das Gefühl von »Ameisenlaufen«) sowie Rückenschmerzen.

Besonders tückisch: der nächtliche Wadenkrampf

Im wachen Zustand reagiert der Körper bei einem möglicherweise beginnenden Krampf oft mit einem aktiven Dehnen der betroffenen Muskelabschnitte. Und er beugt so – häufig unbewusst – der Weiterentwicklung zu einem schmerzhaften Krampf des gesamten Muskels vor. Im Schlaf werden diese

WIE ENTSTEHEN MUSKELKRÄMPFE?

Warnsignale nicht wahrgenommen, das aktive Dehnen fällt aus, ein stärkerer, sehr schmerzhafter Krampf kann die Folge sein. Ist der Krampf nicht überaus stark, wacht der Betroffene dabei nicht immer vollständig auf.
Der Schlaf kann dennoch beeinträchtigt, zum Teil auch erheblich gestört sein. Man erinnert sich zwar morgens an nichts, fühlt sich allerdings häufig wie gerädert. Hinzu kommt, dass die betroffenen Muskeln am nächsten Morgen und auch tagsüber häufig noch schmerzhaft verhärtet sind, was sich vor allem beim Gehen bemerkbar macht. Man hat sozusagen lange etwas davon: Das Risiko, einen weiteren, oft deutlich stärkeren Krampf oder hartnäckige Verspannungen zu erleiden, ist jetzt deutlich erhöht.

> **Wichtig zu wissen**
> Muskelverspannungen und Krämpfe entstehen oft aus einem Schutzmechanismus des Körpers gegen übermäßige Belastungen.

»Verspannungen« – ein vermeidbares Übel

Unser Gehirn verhält sich bei der »Abwehr« nächtlicher Krämpfe wie nach einem intensiven Training. Sorgt man hier nicht für ausreichende Erholungsphasen, so »entscheidet« das Gehirn (mit dem Ziel, unsere überbeanspruchte Muskulatur zu schützen), einen Muskel wegen Überlastung einfach »abzuschalten«. Dazu sendet es so viele Impulse in sehr schneller Reihenfolge aus, dass es zu einer Dauerkontraktion und somit zu einer Inaktivierung, einer Ruhigstellung des betroffenen Muskels kommt.
Die Folge – die sogenannten Muskelverspannungen – sind wohl jedem schmerzlich bekannt. Insbesondere der steife Nacken, aber auch spannungsbedingte Rückenschmerzen zählen hier-

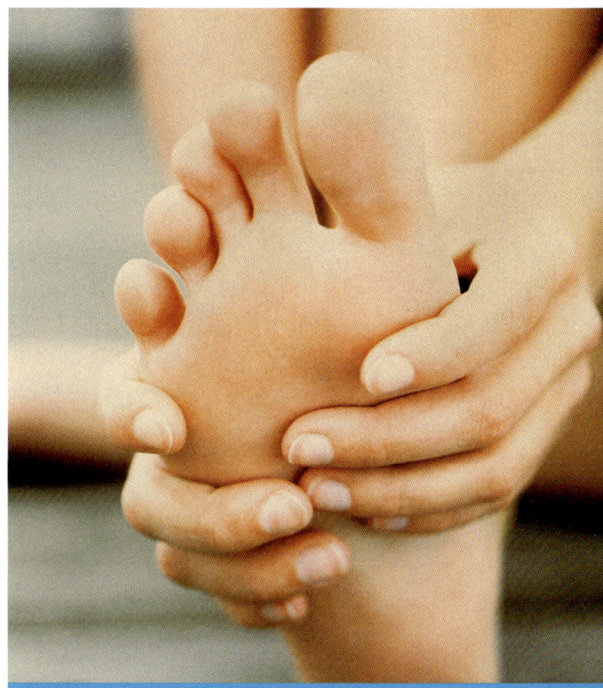

Wadenkrämpfe können äußerst schmerzhaft sein. Das kräftige Beugen der Zehen in Richtung Schienbein löst den Krampf wieder.

zu. Vor allem im kalten Zustand sind unsere Muskeln diesbezüglich gefährdet, weshalb bei jeder bewegungsreichen Sportart ein ausgiebiges Aufwärmtraining unbedingt erforderlich ist. Jeder Übungsleiter sollte deshalb auf »Aufwärmen und Dehnen« bestehen.

> **Erste Hilfe bei Wadenkrämpfen**
>
> Rasch hinsetzen, das betroffene Bein ausstrecken und mit den Fingern aktiv die Zehen zu sich ziehen. Ist ein Helfer zur Stelle: hinsetzen, Bein ausstrecken und von der Hilfsperson den Fuß nach oben drücken lassen.

Sichere Hilfe bei Muskelkrämpfen

Da ein Krampf meist von einem Punkt ausgeht und sich über den ganzen Muskel ausbreitet, helfen Sie sich besonders gut, wenn Sie schnell eingreifen. Also schon bei den ersten Anzeichen eines Muskelkrampfs an die vier »B« (Beugen, Bewegen, Bearbeiten, Brausen) denken!
Bei einem Wadenkrampf umfassen Sie als Erste-Hilfe-Maßnahme (siehe Kasten auf voriger Seite) die Fußzehen und ziehen sie mit aller Kraft in Richtung Schienbein (Beugen). Ist der Krampf im Liegen eingetreten, stehen Sie schnell auf und laufen Sie umher (Bewegen), dies entlastet die verkrampfte Muskulatur. Manchmal helfen auch das Massieren (Bearbeiten) des Wadenmuskels und eine kalt-warme Wechseldusche (Brausen).

Vorbeugende Maßnahmen

Eine erste wichtige Maßnahme zur Vorbeugung besteht darin, genug zu trinken, um so einen Flüssigkeitsmangel zu vermeiden.
Zur Vorbeugung von Krämpfen kann man Folgendes tun: Strecken Sie die Füße, beugen Sie die Zehen und versuchen Sie dabei, ein Tuch mit den Zehen zu raffen. Aus sitzender Haltung stehen Sie auf, stellen sich auf die Zehenspitzen und setzen sich anschließend wieder.
Wiederholen Sie diese Übungen mehrmals täglich.

Mineralstoffe und Einreibungen

Wer seit Längerem regelmäßig unter Muskelkrämpfen leidet, sollte sich von einem Therapeuten (Arzt oder Heilpraktiker) untersuchen lassen, da sich dahinter auch ernsthafte Erkrankungen verbergen können. Sind diese ausgeschlossen, werden häufig zunächst Magnesiumpräparate empfohlen. Das ist immer dann berechtigt, wenn auch tatsächlich ein Mangel an Magnesium vorliegt. Insbesondere bei Sportlern kann diese Behandlung durchaus sinnvoll sein. Auch durchblutungsfördernde, schmerz- und entzündungshemmende Salben oder Einreibungen können ihren Beitrag zur Vermeidung von Muskelkrämpfen und schmerzhaften Verspannungen leisten.

Chininsulfat gegen Muskelbeschwerden

Als ein Mittel der Wahl zur Vorbeugung und Behandlung von Muskelkrämpfen, dadurch bedingten Muskelschmerzen und Muskelverspannungen gilt heute der Naturstoff »Chinin«. In jüngerer Zeit wurden viele positive Erfahrungen damit gemacht.

Chinin ist ein natürlicher Wirkstoff aus der südamerikanischen Chinarinde (Cinchona pubescens) mit ausgeprägt schmerzlindernden und krampflösenden Eigenschaften (siehe Seiten 61 f.). In Reinform, als Chininsulfat, hemmt diese Substanz die Reizübertragung von den Nerven auf den Muskel und reduziert gleichzeitig die Empfindlichkeit des Muskels für Nervenreize.

Chininsulfat setzt nämlich direkt an jenen Nervenendstellen an, an denen die vom Gehirn ausgesandten Impulse den Muskel erreichen und zur Kontraktion bringen. Es wirkt also nicht zentral über das Gehirn, sondern es ist in der Lage, den Muskel direkt zu entspannen, ohne dass es zu den Nebenwirkungen kommt, die bei synthetischen, zentral wirkenden Substanzen möglicherweise in Kauf genommen werden müssen.

Was das Chininsulfat für die moderne Medizin so interessant macht, ist seine Wirksamkeit direkt am Ort des Schmerzgeschehens.

Die Wirkung des körpereigenen Botenstoffs Acetylcholin, der den Impuls vom Nerv auf den Muskel übertragen soll (siehe die Erläuterungen auf Seite 9), wird dabei entscheidend abgeschwächt. Die Impulse können so nur noch teilweise weitergeleitet werden. Krämpfen kann auf diese Weise effektiv vor-

MUSKELSCHMERZEN UND IHRE URSACHEN

> **Wichtig zu wissen**
> Chininsulfat mindert die Reizübertragung auf den Muskel, ohne seine Funktion zu schwächen.

gebeugt werden, ohne dass es zu einer für den Betroffenen spürbaren »Schwächung« der Muskeln kommt.

Bestehende Verkrampfungen und Verspannungen werden gelöst, und zwar unabhängig davon, ob ein Mineralstoffmangel vorherrscht oder nicht.

Darüber hinaus, so das Ergebnis aktueller wissenschaftlicher Untersuchungen, weist Chininsulfat auch direkt schmerzlindernde Eigenschaften auf. Ähnlich wie die bekannten Schmerzmittel Acetylsalicylsäure (ASS), Ibuprofen oder Diclofenac verhindert Chinin unmittelbar die Produktion schmerz- und entzündungsfördernder Stoffe im Körper und bekämpft somit die Schmerzen an den Stellen, an denen sie entstehen.

Diese doppelte Wirkweise ist vermutlich der Grund dafür, warum das Chininsulfat auch über die Anwendung bei Wadenkrämpfen hinaus mit großem Erfolg eingesetzt wird. So findet es zum Beispiel in der begleitenden Behandlung von Fibromyalgie-Patienten Verwendung, bei denen chronische krampfbedingte Muskelschmerzen zu den Hauptsymptomen gehören (siehe Seite 44).

Studien belegen die Wirksamkeit von Chininsulfat

Die zuverlässige Wirksamkeit von Chininsulfat bei schmerzhaften Muskelkrämpfen wurde in einer neueren klinischen Studie aus dem Jahr 2006 eindeutig nachgewiesen.

Mehr als 100 Patienten nahmen über einen Zeitraum von fünf Wochen jeweils eine Tablette Chininsulfat (200 mg) pro Tag. Das Ergebnis hätte nicht deutlicher ausfallen können: Verspannungen, Muskelkrämpfe und begleitende Schmerzen nahmen erheblich ab. Auch die typischen, mit nächtlichen Wadenkrämpfen einhergehenden Schlafstörungen gingen zurück.

Fibromyalgie-Patienten profitierten in besonderem Maße von der Behandlung, und auch Patienten, die unter dem Restless Legs Syndrom litten, spürten ebenfalls eine sehr deutliche Besserung ihrer Beschwerden.

Wichtiges zum Thema Selbstbehandlung

Immer mehr Menschen müssen als Folge der Gesundheitsreform ihre Arzneimittel selbst bezahlen. Mehr als 60 Prozent der Bevölkerung verzichten daher mittlerweile bei nicht schwerwiegenden Gesundheitsstörungen auf den Gang zum Arzt und helfen sich, wenn möglich, selbst: mit rezeptfreien Medikamenten direkt aus der Apotheke.

Rezeptfrei heißt wirksam und gut verträglich

Ganz freiwillig hat sich diese Bereitschaft zur Eigenverantwortung allerdings nicht ergeben. Seit Januar 2004 dürfen ehemals verordnete und auch erstattete rezeptfreie Arzneimittel nur noch in Ausnahmefällen auf Kassenrezept verschrieben werden. Völlig zu Unrecht setzt seitdem zumindest ein Teil der Versicherten »nicht erstattungsfähig« mit »nicht so wirksam« oder »unwichtig« gleich.

Dabei sind rezeptfreie Arzneimittel, so das Ergebnis zahlreicher wissenschaftlicher Studien, in den jeweiligen Anwendungsgebieten nicht weniger wirksam als die verschreibungspflichtigen. Sie dürfen nur deshalb rezeptfrei von den Apotheken abgegeben werden, weil sie besser verträglich und deshalb sicherer sind.

Bekannte Beispiele für rezeptfreie Wirkstoffe, die sich bei ordnungsgemäßer Einnahme durch eine starke Wirkung bei gleichzeitig guter Verträglichkeit auszeichnen, sind die Acetylsalicylsäure (ASS) gegen Kopfschmerzen, das Cineol mit intensiver Wirksamkeit gegen Bronchitis und Nasennebenhöhlenentzündung oder auch das im Zusammenhang mit dem Fibromyalgie-Syndrom (siehe Seite 63) vorgestellte Chininsulfat, das stark gegen Muskelkrämpfe und Schmerzen wirkt. Eine unkritische Selbstmedikation hat jedoch ihre Risiken. Hier sind vor allem die Apotheken gefordert, ihre Kunden kompetent über die Möglichkeiten und Grenzen der Selbstmedikation zu informieren.

> **Wichtig zu wissen**
> Arzneimittel, deren Kosten die Krankenkassen nicht übernehmen, sind deshalb nicht weniger wirksam.

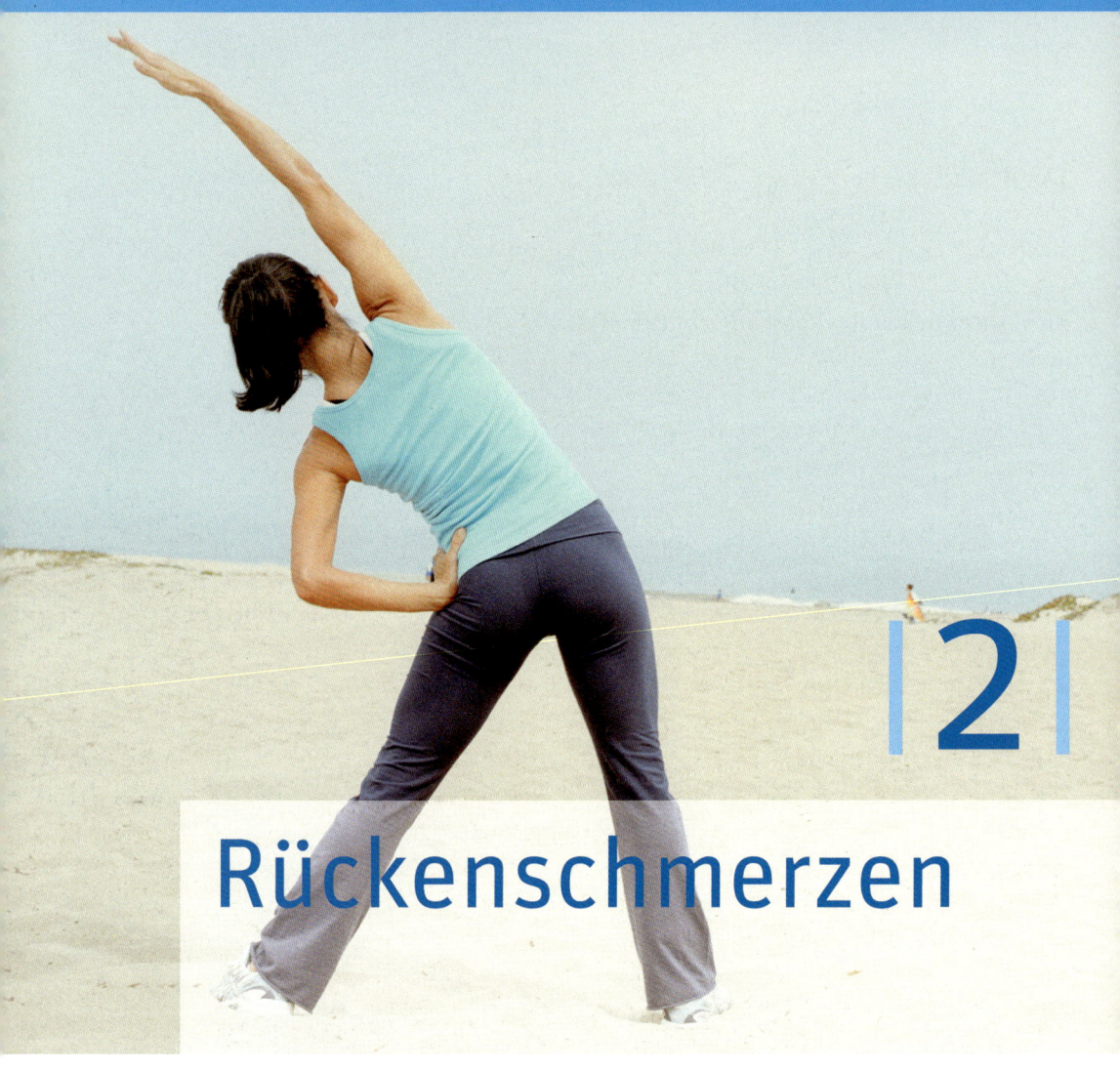

|2| Rückenschmerzen

Dauerhafte Rückenschmerzen schränken nicht nur die Beweglichkeit ein, sondern können auch die Lebensfreude erheblich beeinträchtigen. Grund genug, etwas dagegen zu tun!

Der Begriff »Rückenschmerzen« wird im alltäglichen Sprachgebrauch häufig als Synonym für Kreuzschmerzen, Nackenschmerzen oder Schmerzen im Brustwirbelbereich gleichermaßen verwendet. Zur Unterscheidung hinsichtlich ihrer Ursachen hat es sich jedoch bewährt, zwischen spezifischen und nicht spezifischen Rückenschmerzen zu unterscheiden.

Schmerzen ohne Krankheitsbild

Im ärztlichen Praxisalltag lassen sich spezifische Rückenschmerzen – im Gegensatz zu den nicht spezifischen – fast immer einer sogenannten Primärerkrankung, zum Beispiel einem Bandscheibenleiden, einer Osteoporose oder einem Wirbelkörperbruch, zuordnen.

Etwa 15 Prozent der Rückenschmerzpatienten leiden unter spezifischen Rückenschmerzen. Bei 85 Prozent liegt hingegen ein nicht spezifischer Rückenschmerz vor, das heißt, es treten Schmerzen im Rückenbereich auf, ohne dass sich ein medizinisch zu behandelndes Krankheitsbild als Ursache dafür feststellen lässt. Die Altersgruppe der 50- bis 59-Jährigen ist am häufigsten davon betroffen, und insgesamt leiden mehr Frauen als Männer an Rückenschmerzen.

> **Wichtig zu wissen**
> Nicht spezifische Rückenschmerzen können Sie frühzeitig wirksam mit beinwellhaltigen Cremes behandeln. Das beugt auch einer Rückkehr der Beschwerden vor.

Volkskrankheit Rückenschmerzen

- 30 bis 45 Prozent der Bevölkerung leiden täglich an mehr oder weniger starken Rückenschmerzen.
- Rückenschmerzen sind bei Männern der häufigste, bei Frauen der zweithäufigste Grund (nach Herz-Kreislauf-Erkrankungen) für eine Erwerbsunfähigkeit.
- Bis zu 15 Prozent aller Krankschreibungen in Europa sind auf Rückenschmerzen zurückzuführen.

Bei nicht spezifischen Rückenschmerzen empfiehlt es sich, durch den gezielten, frühzeitigen Einsatz entzündungshemmender Einreibungen mit beinwellhaltigen Zubereitungen sowohl die Schmerzen zu lindern als auch den Heilungsprozess zu beschleunigen und einer Wiederkehr der Rückenschmerzen vorzubeugen.

> ### Probleme für die Volkswirtschaft
>
> - 36 Prozent aller Heilbehandlungen gehen auf Rückenschmerzen zurück.
> - 17 Milliarden Euro betragen die Folgekosten von Rückenschmerzen jährlich.
> - 17 Prozent aller Neubezieher einer Berufsunfähigkeitsrente können aufgrund chronischer Rückenschmerzen ihren Beruf nicht mehr ausüben.

Chronische Muskel- und Rückenschmerzen ganzheitlich behandeln

Pflanzliche Einreibungen

Es gibt nicht viele Arzneipflanzen, die sich für Einreibungen gegen schmerzhafte Muskelbeschwerden wirklich eignen. Neben Arnika und der weitaus weniger bekannten Cajeput-Pflanze sind es vor allem Zubereitungen auf Beinwellbasis, die sich als außerordentlich wirksam erwiesen haben. Diese sind mittlerweile fester Bestandteil der modernen medikamentösen Therapie geworden. Gerade zum Beinwell liegen sehr aussagekräftige klinische Daten auch für die Behandlung von akuten Muskelschmerzen, Verspannungen und Rückenschmerzen bis hin zu chronischen Schmerzen vor. Außerdem ist eine Vielzahl an positiven Erfahrungsberichten bekannt. Es lohnt sich daher, sich mit dieser Arzneipflanze etwas ausführlicher zu beschäftigen.

Mit Trauma-Beinwell gegen Schmerzen und Entzündungen

Der Beinwell gehört zu den Rauhblattgewächsen (Boraginaceae) und ist eine bis zu einem Meter hohe Pflanze, die durch einen rauhhaarigen Stengel mit großen, ebenfalls behaarten Blättern gekennzeichnet ist.

Der wissenschaftliche Name »Symphytum« stammt von dem griechischen Wort »symphein« (zusammenwachsen) und bezieht sich auf die Anwendung der Pflanze bei Knochenbrüchen. Im deutschen Namen »Beinwell« stecken die Wörter »Bein« (Knochen) und »wallen« (mittelhochdeutsch für heilen), und diesen Namen trägt die Pflanze völlig zu Recht.

Neben dem gewöhnlichen Beinwell (Symphytum officinale) existiert eine speziell für arzneiliche Zwecke angebaute Sorte (Symphytum x uplandicum Nyman), die sich unter anderem aufgrund ihres besonders hohen Gehalts an schmerz- und entzündungshemmenden Wirkstoffen als Arzneipflanze empfiehlt. Diese, von ihren »Entdeckern« als Trauma-Beinwell bezeichnete, Arzneipflanze zeichnet sich zudem durch eine sehr gute Verträglichkeit aus und ist somit in besonderem Maße für die Herstellung von schmerz- und entzündungshemmenden Arzneicremes und Salben geeignet.

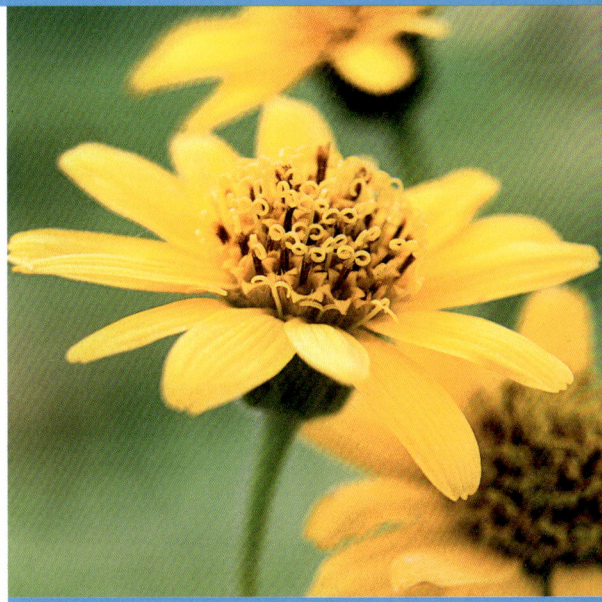

Arnika wird gegen rheumatische Beschwerden eingesetzt. Es hat eine abschwellende und entzündungshemmende Wirkung.

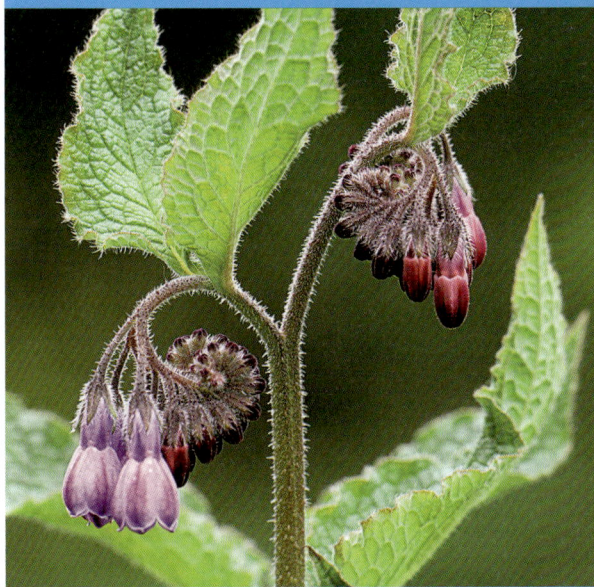

Das Spezialgebiet des Beinwells ist die äußerliche Behandlung schmerzhafter Muskel- und Gelenkbeschwerden.

RÜCKENSCHMERZEN

Verwendung finden hier nicht, wie beim gewöhnlichen Beinwell, die Wurzeln, sondern die wirkstoffreichen, schonend gewonnenen oberirdischen Teile (Blätter und Blüten, das sogenannte Kraut). Die Ernte des in speziellen Kulturen kontrolliert angebauten Trauma-Beinwells erfolgt nur zweimal im Jahr. Das frisch geerntete Kraut wird noch frisch und ohne möglicherweise qualitätsmindernde Trocknung unmittelbar nach der Ernte schonend in modernsten Anlagen zur Trauma-Arzneicreme weiterverarbeitet.

Der Name »Trauma-Beinwell« rührt übrigens von seiner zusätzlichen Eignung her, auch zur Behandlung stumpfer Verletzungen wie Prellungen, Verstauchungen und Blutergüssen – vom Fachmann als »Traumata« bezeichnet – eingesetzt werden zu können. Insbesondere hier haben sich auch das Auftragen größerer Mengen der Arzneicreme und das anschließende Anlegen von (nächtlichen) Umschlägen als sehr wirksam erwiesen.

Rückenschmerzen wirksam lindern

Speziell zu dieser Trauma-Beinwellzubereitung aus Blüten und Blättern (erhältlich nur in Apotheken) liegen zahlreiche positive Studienergebnisse vor, nicht nur über ihre Wirksamkeit bei Prellungen, Verstauchungen und Verspannungen, sondern insbesondere über ihre heilkräftige Wirkung gegen allgemeinen Muskelschmerz. In einer aktuellen Studie konnten Ärzte eindeutig belegen, dass selbst hartnäckigste Rückenschmerzen gut auf Einreibungen mit Trauma-Beinwell ansprechen. Die pflanzliche Arzneicreme linderte chronische Schmerzen im Schulter-Nacken- und Lendenbereich schon innerhalb von drei bis vier Tagen zuverlässig und verbesserte deutlich die Beweglichkeit. Zudem zeichnet sie sich neben dem hohen pflanzlichen Wirkstoffgehalt durch eine besondere Zubereitungsform aus: Durch die gewählte Zusammensetzung zieht die Schmerzcreme bereits nach kurzer Zeit »wie von Geisterhand« ein. Dabei nimmt sie die schmerzlindernden Stoffe sehr effektiv mit zu dem Ort in Muskeln und Gewebe, an dem sie wirken sollen, und hinterlässt keinerlei fettige Rückstände. Man sollte die Creme möglichst dick auftragen und intensiv einmassieren.

Ein weiterer Vorteil, den gerade die naturheilkundlich orientierte Medizin zu schätzen weiß, ist die sehr gute Verträglichkeit von Zubereitungen aus Trauma-Beinwell. Es können daher auch größere Mengen der Arzneicreme großflächig auf die betroffenen Körperpartien aufgetragen werden. Hier braucht man dann allerdings ein wenig Geduld, um sämtliche Wirkstoffe durch kräftiges Einreiben komplett über die Haut ins Gewebe eindringen zu lassen. Als besonders gut wirksam hat sich das Anlegen eines Salbenverbands erwiesen. Hierbei trägt man eine größere Menge auf die Haut auf, deckt sie mit einem Verband ab und lässt sie über mehrere Stunden, zum Beispiel nachts, einwirken.«

Bei ausgeprägten krampfbedingten Muskelschmerzen empfiehlt es sich, Einreibungen mit Trauma-Beinwellcreme und die Einnahme chininhaltiger Mittel gezielt zu kombinieren.

Eine Kombination der äußerlichen Einreibung mit Trauma-Beinwell und innerlich wirkenden, muskelentspannenden Schmerzmitteln, insbesondere auch mit dem schmerz- und krampflösenden Wirkstoff Chinin, hat sich in der modernen Naturheilkunde vor allem dann als sinnvoll erwiesen, wenn die Muskelschmerzen besonders ausgeprägt sind, wenn den Schmerzen Krämpfe und Verspannungen zugrunde liegen und wenn sie, wie beim Fibromyalgie-Syndrom, chronisch geworden sind.

Auf den Säure-Basen-Haushalt achten

Die Übersäuerung des Stoffwechsels ist ein recht neues, aber dennoch bereits weitverbreitetes Phänomen unserer Zeit. Die Umweltbedingungen, unser gesamter Lebensstil und vor allem unsere Ernährung sind hauptsächlich für diesen besorgniserregenden Trend verantwortlich. Es war der Arzt und Biochemiker Friedrich Sander, der 1953 bahnbrechende Erkenntnisse zum Säure-Basen-Haushalt veröffentlichte.
Sander hob die zentrale Rolle des Säure-Basen-Haushalts in vielen Stoffwechselprozessen hervor. In der täglichen Praxis ist nicht die entgleiste Übersäuerung die Regel, sondern die oft unbemerkte chronische Übersäuerung im Bindegewebe (auch im muskulären Bindegewebe) ist nach Sander das Hauptproblem und die eigentliche Ursache vieler Krankheiten.

Säuren und Basen
in Nahrungsmitteln

Eine Übersäuerung des Körpers lässt sich anhand des pH-Werts des Urins feststellen, der über die Nieren (»renal«) ausgeschieden wird. Die Wissenschaftler Remer und Manz haben ein Rechenmodell entwickelt, mit dem sich die »potenzielle renale Säurebelastung« (PRAL) ermitteln lässt, der der Körper durch Nahrungsmittel ausgesetzt ist. In der folgenden Tabelle sind die PRAL-Werte für häufig verzehrte Nahrungsmittel und Getränke (bezogen jeweils auf 100 g) aufgelistet. Die Kennzeichnung »+« zeigt einen Säureüberschuss an, ein »–« weist auf einen Basenüberschuss hin.

Geschätzte potenzielle renale Säurebelastung (PRAL)

GETRÄNKE	
Apfelsaft, ungesüßt	− 2,2
Bier, Vollbier hell	+ 0,9
Bier, Vollbier dunkel	− 0,1
Coca-Cola	+ 0,4
Grapefruitsaft, ungesüßt	− 1,0
Kaffee	− 1,4
Mineralwasser	− 1,8
Orangensaft, ungesüßt	− 2,9
Rotwein	− 2,4
Tee (indisch)	− 0,3
Weißwein, trocken	− 1,2

FETTE UND ÖLE	
Butter	+ 0,6
Margarine	− 0,5
Olivenöl	0,0
Sonnenblumenöl	0,0

FISCH	
Forelle, gedämpft	+ 10,8
Hering	+ 7,0
Kabeljaufilet	+ 7,1
Schellfisch	+ 6,8

FLEISCH UND WURSTWAREN	
Corned Beef, in Dosen	+ 13,2
Frankfurter	+ 6,7
Hühnerfleisch	+ 8,7
Kalbfleisch	+ 9,0
Leberwurst	+ 10,6
Putenfleisch	+ 9,9
Rindfleisch	+ 7,8
Rumpsteak	+ 8,8
Salami	+ 11,6
Schweinefleisch, mager	+ 7,9
Wiener Würstchen	+ 6,7

SÄUREN UND BASEN IN NAHRUNGSMITTELN

OBST	
Äpfel	− 2,2
Bananen	− 5,5
Birnen	− 2,9
Erdbeeren	− 2,2
Kirschen	− 3,6
Kiwis	− 4,1
Orangen	− 2,7
Pfirsiche	− 2,4
Rosinen	− 21,0
Wassermelonen	− 1,9

GEMÜSE, HÜLSENFRÜCHTE	
Blumenkohl	− 4,0
Bohnen, grün	− 3,1
Brokkoli	− 1,2
Eisbergsalat	− 1,6
Erbsen	+ 1,2
Gurken	− 0,8
Karotten, junge	− 4,9
Kartoffeln	− 4,0
Kopfsalat	− 2,5
Linsen, grün und braun	+ 3,5
Paprikaschoten, grün	− 1,4
Spargel	− 0,4
Spinat	− 14,0
Tomaten	− 3,1
Zucchini	− 4,6
Zwiebeln	− 1,5

GETREIDEPRODUKTE	
Cornflakes	+ 6,0
Eiernudeln	+ 6,4
Haferflocken	+ 10,7
Parboiled Reis	+ 1,7
Reis, ungeschält	+ 12,5
Roggenmischbrot	+ 4,0
Roggenvollkornmehl	+ 5,9
Spaghetti	+ 6,5
Weißbrot	+ 3,7
Weizenmehl	+ 6,9
Weizenmischbrot	+ 3,8

MILCH, MILCHPRODUKTE UND EIER	
Buttermilch	+ 0,5
Camembert	+ 14,6
Fruchtjoghurt aus Vollmilch	+ 1,2
Gouda	+ 18,6
Hartkäse	+ 19,2
Hühnerei	+ 8,2
Hühnereigelb	+ 23,4
Hüttenkäse, Vollfettstufe	+ 8,7
Milcheis, Vanille	+ 0,6
Naturjoghurt aus Vollmilch	+ 1,5
Parmesan	+ 34,2
Quark	+ 11,1
Saure Sahne	+ 1,2
Vollmilch	+ 0,7
Weichkäse, Vollfettstufe	+ 4,3

Bei den meisten enzymgesteuerten Stoffwechselvorgängen fallen als Endprodukte Säuren an, die vom Körper unbedingt ausgeschieden werden müssen. Funktioniert die Säureregulation jedoch nicht, kommt es zu einer »sauren Stoffwechsellage«. Die Übersäuerung führt letztendlich zu einer permanenten Irritation der Abwehrsysteme.

Sehr oft ernähren wir uns zu »sauer« und proteinreich, und gerade ein saurer Muskelstoffwechsel kann weitere Muskelverkrampfungen fördern. Symptome wie Müdigkeit, Abgeschlagenheit, Muskelschmerzen und Gelenkschmerzen sind die Folge. Deshalb ist es bei andauernden Rücken- und anderen Muskelschmerzen wichtig, auf Lebensmittel wie zum Beispiel Schweinefleisch zu verzichten, um nicht noch eine weitere Versäuerung des Muskelgewebes hervorzurufen.

Basenreiche Ernährung gegen die Übersäuerung

Häufig führt die einseitige Ernährung mit säurelastigen Lebensmitteln wie Raffinadezucker, Limonaden, Fleisch, Wurst, Kaffee, Tee, Alkohol oder gehärteten Fetten, zu einer Übersäuerung. Diese Nahrungsmittel hinterlassen als Abbauprodukte Säuren im Körper. Auf der anderen Seite fehlen Lebensmittel, die als Endprodukte keine Säuren, sondern Basen bilden, wie frisches Obst und Gemüse, Kartoffeln, Nüsse oder Samen. Als »Basenbildner« gelten Tomaten, Bohnen, Feigen, Chicorée, Blattsalat, Rettich, Spinat, Sojasprossen und Rote Bete. Empfehlenswert ist auch die Einnahme von basenreichen Präparaten (Apotheke), die sich ausgleichend auf einen gestörten Säure-Basen-Haushalt auswirken. Auch ein Mangel an körperlicher Bewegung (bei der Fibromyalgie eine typische Begleiterscheinung) und eine krankhaft veränderte Darmflora fördern eine Übersäuerung des Körpers.

Sehr oft ernähren wir uns zu sauer und eiweißreich. Wichtig ist aber, gerade für Patienten mit andauernden Rücken- oder allgemeinen Muskelschmerzen, eine Ernährung, die reich an Gemüse und Milchprodukten ist und dem Körper möglichst wenig Arachidonsäure zuführt, denn diese Fett-

> **Wichtig zu wissen**
> Ein weitgehender Verzicht auf tierische Fette und Eiweiße, also auf Fleisch, Wurst und Eier, kann bereits erheblich zur Schmerzbekämpfung beitragen.

säure hat sich zusätzlich als stark schmerz- und entzündungsfördernd erwiesen. Das bedeutet einen weitgehenden Verzicht auf tierische Fette und Eiweiße, also auf Fleisch, Wurst und Eier. Eine sauerstoffarme Stoffwechsellage, wie sie zum Beispiel bei Muskelkater vorliegt, kann durch die vermehrte Bildung von Links-Milchsäure in der Muskulatur zu weiteren schmerzhaften Kontraktionen führen. Deshalb sollte eine ganzheitliche Behandlung neben der Regulation des Säure-Basen-Haushalts auch eine Entgiftung überschüssiger Links-Milchsäure durch Rechts-Milchsäure (aus der Apotheke) einbeziehen.

Entgiftung und Ausleitungstherapie

Niemals zuvor wurde der Mensch tagtäglich mit mehr und für den Körper unbekannten Stoffen konfrontiert als heute. Paracelsus sagte schon: »Alles, was außerhalb von uns ist, ist gegen uns.« Diese Stoffe werden dem Körper sowohl freiwillig zugeführt, wie Nikotin und Alkohol, als auch unfreiwillig, wie Tausende von Chemikalien in Wasser, Luft und Nahrungsmitteln.

Auch individuelle Lebensumstände spielen bei der Belastung der Gewebe eine Rolle. So kann ein regelmäßiger Konsum von zu vielen »Genussgiften« wie Nikotin, Alkohol, Koffein, Süßigkeiten oder Fett einen ungünstigen Effekt auf den Stoffwechsel ausüben. Die Folge ist eine zunehmende Belastung der Gewebe mit »Stoffwechselschlacken«. Verschlackungen führen zu einer »Versäuerung« der Gewebe. Manche Wissenschaftler sehen darin einen Zusammenhang mit der Tatsache, dass immer mehr Menschen unter Allergien, Überempfindlichkeiten, Demenz, Alzheimer, chronischen Erkrankungen des Bewegungsapparats, der Haut und des Darms (Morbus Crohn und Colitis ulcerosa) leiden.

»Gift- und Schlackenstoffe« blockieren – so der theoretische Ansatz dieser naturheilkundlichen Therapierichtung – den Austausch zwischen Zelle und Zellzwischenraum. Dadurch wird die stoffliche und informative Ver- und Entsorgung der Zellen mehr und mehr unterbunden, und der gesunde physiologische Ablauf der Funktionen wird eingeschränkt, wenn nicht sogar völlig verhindert. Chronische Erkrankungen sind zunehmend die Folge.

Entgiftungs- und Ausleitungstherapien gehören in die Hand erfahrener naturheilkundlich orientierter Therapeuten.

Die Entgiftung und die Ausleitung giftiger Stoffe aus dem Körper sind zwar als Therapien naturwissenschaftlich nicht genau belegt, gelten aber als ein zentraler Aspekt bei vielen naturheilkundlichen Behandlungskonzepten. Durch eine »Entgiftungs- und Ausleitungstherapie« sollen die Körpergewebe saniert und die Selbstregulation des Körpers so gestärkt werden. Viele Ärzte und Heilpraktiker können mit entsprechenden »Entgiftungskuren« auf gute Heilerfolge zurückblicken. Und nur das zählt.

Die Wirkungen von Entgiftungs- und Ausleitungstherapien

- Entgiftung der Gewebezellen des Organismus sowie der Zellzwischenräume
- bessere Ausleitung von Stoffwechselschlacken über Lymphe, Leber, Gallenblase, Darm, Nieren, Haut und Schleimhäute
- Aktivierung des Stoffwechsels, besonders des Leber- und Nierenstoffwechsels
- Aktivierung des Immunsystems und damit Stärkung der körpereigenen Abwehr

Die im Körper angesammelten Giftstoffe können über die Haut, die Leber, die Nieren, die Lymphe oder auch über den Darm ausgeschieden und somit aus dem Körper nach außen abgeleitet werden. Entgiftungsmittel sollten deshalb auf jeden Fall stets mit ausreichenden Ausleitungsmitteln kombiniert werden.

Wichtig ist, dass während der gesamten Entgiftungs- und Ausleitungstherapie ausreichend Flüssigkeit aufgenommen wird – man rechnet mit 30 Milliliter pro Kilogramm Körpergewicht –, damit die gelösten Schlacken- und Giftstoffe über die Ausscheidungsorgane optimal ausgeleitet werden können. Im Verlauf der Therapie sollte diese Menge noch um etwa 25 Prozent erhöht werden, um einen sicheren Durchfluss von Flüssigkeit im Körper zu erreichen.

Entgiftungs- und Ausleitungstherapien sollten in der Regel über vier bis sechs, höchstens aber über acht Wochen durchgeführt werden: Sie gehören unbedingt in die Hand erfahrener naturheilkundlich orientierter Therapeuten.

Was Rücken und Muskeln sonst noch guttut

Sport und Gymnastik

Suchen Sie sich eine Sportart, an der Sie Freude haben. Egal, ob allein oder in der Gruppe – sportliche Betätigung tut dem Körper und der Seele gleichermaßen gut. Treiben Sie Sport als Ausgleich zu einer sitzenden Tätigkeit. Sie werden bald merken, dass Sie dabei auf andere Gedanken kommen, dass der Kopf wieder frei wird. Allein das kann schon sehr viel dazu beitragen, stressbedingte Verspannungen zumindest zu mildern. Um gezielt Ihre Rückenmuskulatur zu stärken, sind Schwimmen, Wandern und Walken besonders geeignet. Vor allem aber ist eine tägliche Rückengymnastik zu empfehlen.

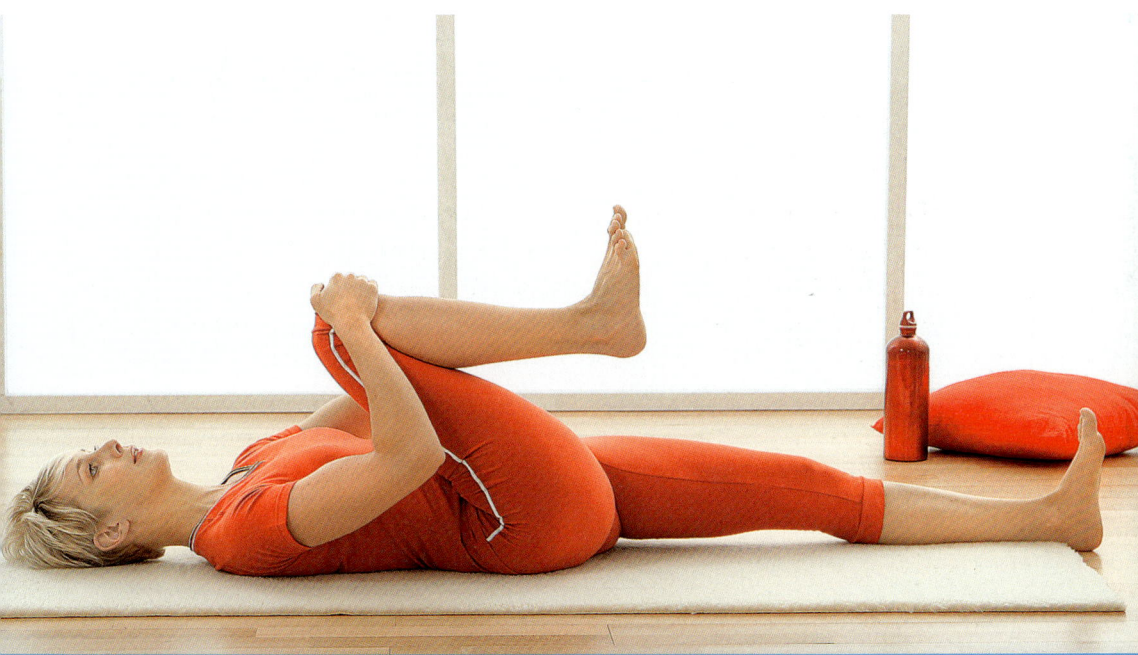

In Rückenlage beide Beine auf den Boden stellen. Ein Bein mit beiden Händen zum Bauch hin ziehen, das andere mit der Ferse voraus am Boden nach vorne schieben. Ein paar Atemzüge lang in der Dehnung bleiben, dann mit dem anderen Bein wiederholen.

RÜCKENSCHMERZEN

Gute Schuhe sind die Basis für eine korrekte Haltung und für richtiges Gehen und Laufen.

Richtige Haltung

Chronische Rückenschmerzen haben oft eine lange Vorgeschichte, auch wenn sie nicht als Begleiterscheinung einer anderen Erkrankung entstehen. Vielfach sind es ungünstige Gewohnheiten, die sich auf lange Sicht mit schmerzhaften Folgen bemerkbar machen. Eine der häufigsten Ursachen für den unspezifischen Rückenschmerz ist eine falsche Körperhaltung, durch die ein Teil der Muskulatur auf Dauer unverhältnismäßig stark belastet wird. Auf der anderen Seite wiederum sind manche Muskelpartien ständig unterfordert und verlieren mit der Zeit die Fähigkeit, die Wirbelsäule in ihrer aufrechten Position zu halten. Dann kann es zu Beschwerden kommen: Probleme mit den Bandscheiben sind die häufige Folge einer zu schwachen, weil untrainierten Rückenmuskulatur!

Sie können Ihrem Rücken bereits viel Gutes tun, wenn Sie die folgenden Ratschläge beachten und damit bei ganz alltäglichen Verrichtungen für einen geraden Rücken sorgen:

- Beim Zähneputzen nicht über das Waschbecken beugen. Stellen Sie vielmehr ein Bein leicht angewinkelt vor das andere. So können Sie dabei den Rücken gerade halten.
- Wenn Sie einen Schnürsenkel am Schuh zubinden müssen, stellen Sie dabei den Fuß auf einen Hocker oder auf eine Treppenstufe, damit der Rücken waagerecht bleibt.

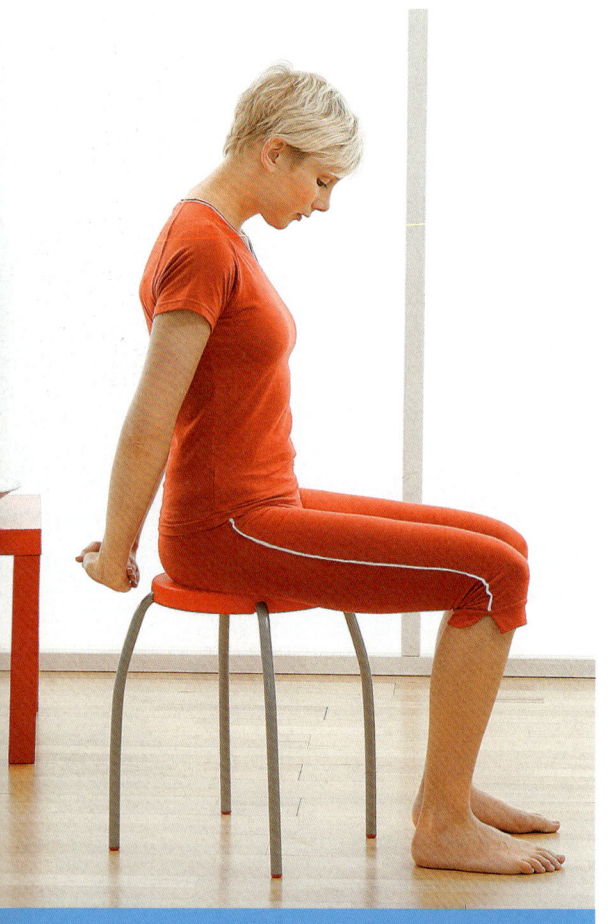

Die Hände hinter dem Rücken verschränken. Handflächen zum Boden drücken, Kinn Richtung Brustbein ziehen. 10 Sekunden halten.

WAS RÜCKEN UND MUSKELN SONST NOCH GUTTUT

- Bei der Arbeit im Büro sollten Sie sich im Schreibtischsessel nicht vorbeugen, sondern versuchen, den Rücken gerade zu halten.
- Beim Reisen achten Sie darauf, dass Gepäckstücke möglichst nicht nur auf einer Seite getragen werden. Wenn durchführbar, packen Sie zwei Koffer von etwa gleicher Größe, und tragen Sie diese links und rechts.
- Stehen Sie nicht längere Zeit mit gestreckten Beinen. Besser ist es, die Knie leicht zu beugen oder einen Fuß erhöht zu stellen.
- Beim Sitzen halten Sie den Rücken gerade, und stützen Sie den Oberkörper ab, damit der Rücken gerade bleibt.
- Liegen Sie möglichst nicht mit gestreckten Beinen.
- Wenn Sie etwas heben wollen, gehen Sie in die Hocke, und heben Sie mit gebeugten Knien den Gegenstand (z. B. eine Getränkekiste) an. Nicht aus dem geraden Rücken heraus Gegenstände hochheben (auch nicht aus dem Kofferraum)!
- Beim Radfahren achten Sie darauf, dass Sattel und Lenker richtig eingestellt sind. Oftmals geht der positive Effekt des Radfahrens verloren, weil sich durch einen zu niedrigen Lenker die Rückenmuskulatur beim Fahren verspannt.

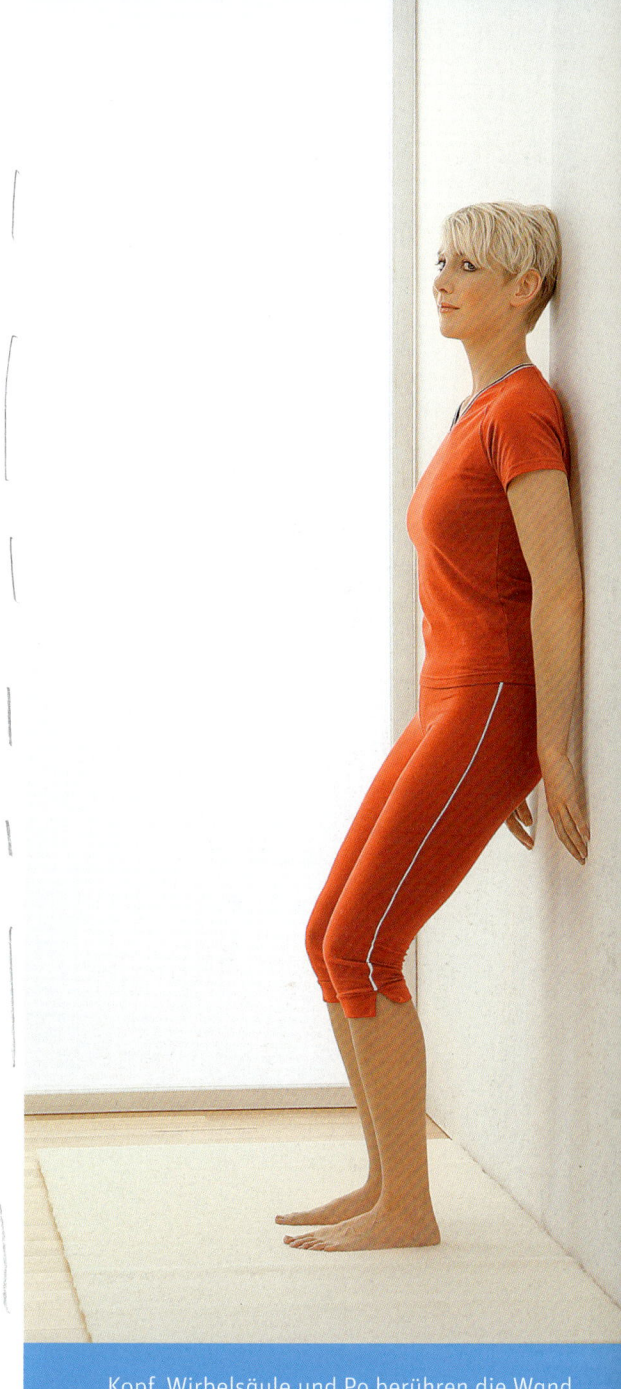

Kopf, Wirbelsäule und Po berühren die Wand. Fersen schräg nach vorn gegen den Boden stemmen. 10 Sekunden halten.

Massagen

Bei hartnäckigeren Schmerzen sind regelmäßige Massagen sehr hilfreich, am besten von einem ausgebildeten Masseur oder Physiotherapeuten. Spezielle Massagetechniken und Handgriffe wirken auf die unterschiedlichen muskulären Bereiche entspannend. Man unterscheidet vier klassische Grifftechniken: Streichung, Knetung, Reibung und Klopfen/Klatschen. Mit ihnen können Verspannungen und Verhärtungen gelöst werden; außerdem fördert eine Massage die Durchblutung von Haut und Muskulatur und aktiviert so die Selbstheilungskräfte des Körpers.

Vor allem Schultern, Nacken und Rücken können von einer qualifiziert durchgeführten Massage profitieren. Sie wirkt schmerzlindernd und allgemein entspannend.

Entspannen und sich wohlfühlen

Wenn uns der Alltag mit seinen Anforderungen fest im Griff hält, bewegen wir uns oft an der Grenze unserer Leistungsfähigkeit. Jeden Tag neu treiben wir uns zu großer Arbeitsleistung an, aber wenn es keine Zeiten des Ausgleichs gibt, keine Aussicht auf Entspannung und Erholung, geraten wir in einen Kreislauf, der auf Dauer unseren Körper und unsere Seele krank macht.

Körper, Geist und Seele pflegen

Wer zu lange Zeit wie in einem Hamsterrad lebt, läuft Gefahr, dass sich stressbedingte Verspannungen häufen und dass es zu depressiven Verstimmungen kommt. Der Dauerschmerz verstärkt das Missempfinden weiter, und die Muskeln verkrampfen sich noch mehr. Lernen Sie, sich richtig zu entspannen, und versuchen Sie, das eine oder andere Wohlfühl-Element in Ihren Lebensalltag einzubauen. Entlasten Sie Ihren Kopf nach Möglichkeit von negativen Gedanken, denn Gelassenheit kommt auch Ihrem Rücken zugute.

Autogenes Training, Yoga oder Atemübungen sind bewährte Verfahren zur Lösung von Verspannungen und Bewältigung von Schmerzen. Sie können sie anhand von Büchern und Kassetten eigenständig erlernen; besser aber geht es unter fachlicher Anleitung. Kurse in autogenem Training und oft auch in Yoga gehören mittlerweile zum Standardangebot der Volkshochschulen. Darüber hinaus gibt es eine Vielzahl freiberuflicher Yogalehrer, und selbstständige Atemtherapeuten bieten in vielen Städten nicht nur gezielte Einzeltherapien, sondern auch Kurse an, in denen bewusstes Atmen als Möglichkeit einer wirksamen Entspannung gelehrt wird.

In Rücken- und Seitenlage schlafen Sie rückenfreundlich mit einem Kissen unter den Knien. Nackenkissen aus dem Sanitätshaus tun Schultern und Nacken gut.

Und nicht zuletzt können Sie Entspannung finden, indem Sie sich ein wenig Zeit für sich selber nehmen und ganz einfache Dinge bewusst genießen, zum Beispiel ein warmes Bad mit entspannenden Kräuterzusätzen (Lavendel, Melisse, Jasmin) nehmen, in die Sauna gehen, ein gutes Buch lesen, ungestört die eigene Lieblingsmusik hören oder mit ätherischen Ölen und Düften ein paar Entspannungsübungen machen.

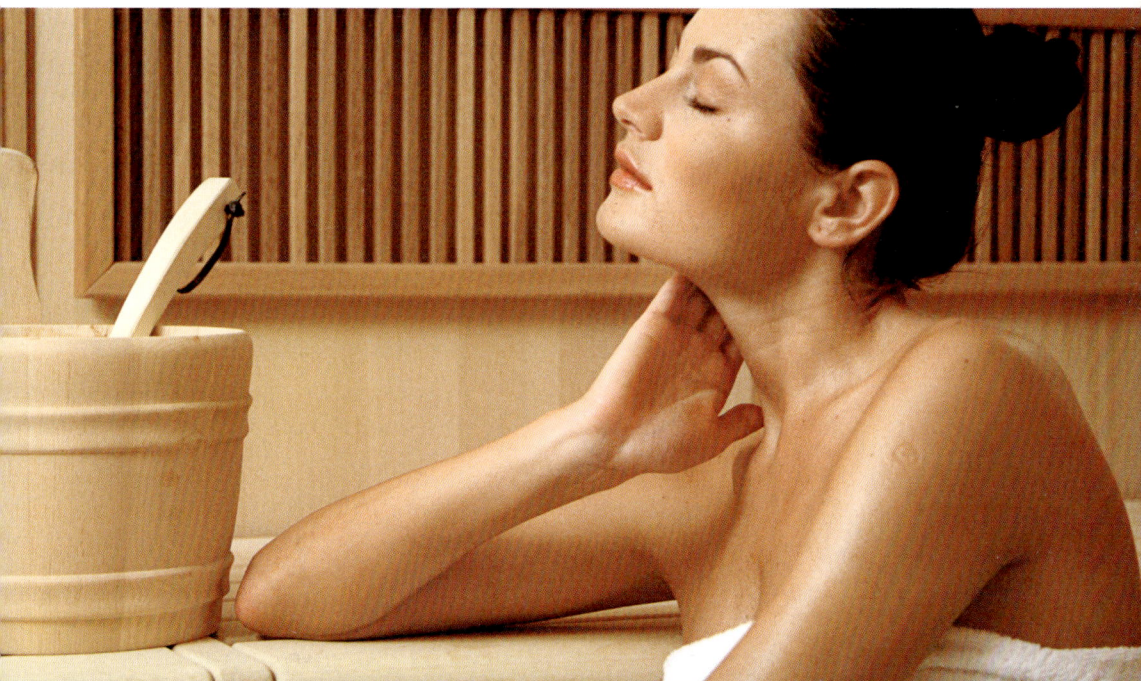

Die Kombination von Heiß- und Kaltreizen in der Sauna stärkt die Abwehrkräfte und reguliert den Blutdruck, Stoffwechselschlacken werden entfernt.

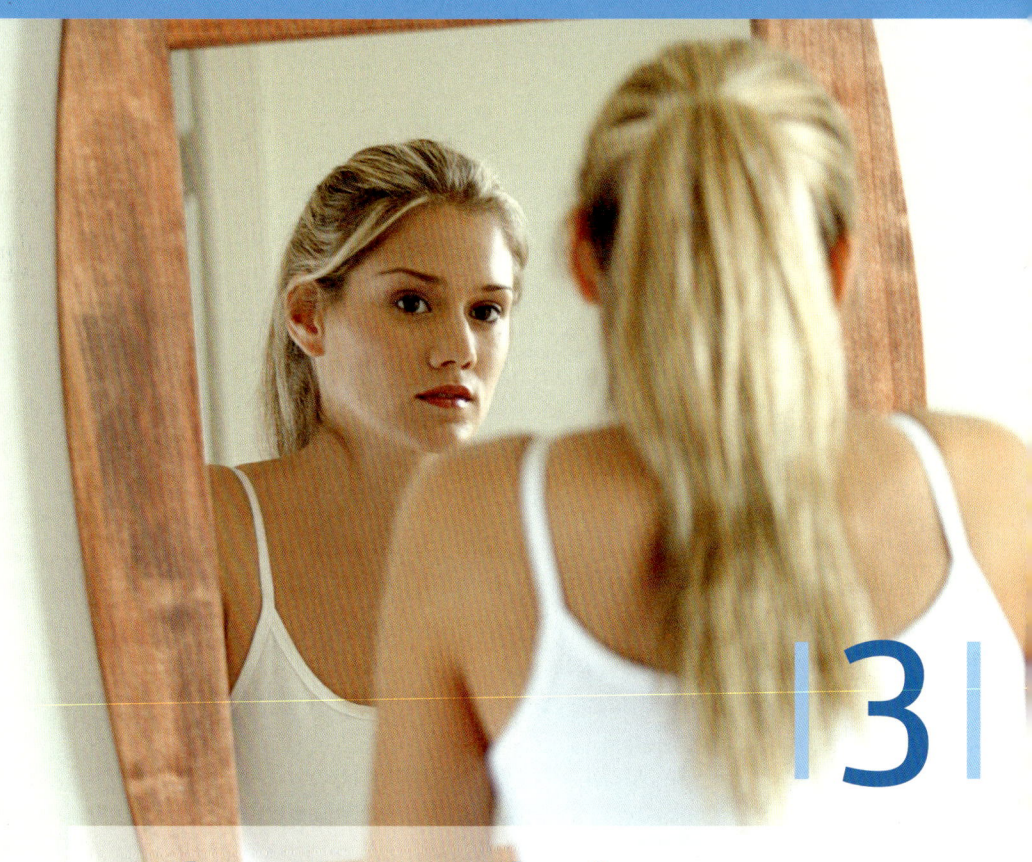

Fibromyalgie

Die Fibromyalgie ist das Chamäleon unter den Krankheiten. Ihre Symptome können denen von mehr als 30 anderen Krankheiten entsprechen. Mit dem Körper leidet oft auch die Seele.

Fibromyalgie – Muskelschmerzen überall

Eine besondere Form »generalisierter« Muskelverspannungen tritt bei der sogenannten Fibromyalgie auf. Schmerzen, die kommen und gehen, die mal in den Schultern, mal in den Beinen, mal überall gleichzeitig auftreten. Schmerzen, die depressiv machen, den Schlaf rauben, die heute da sind und morgen wieder weg.

Was ist das Fibromyalgie-Syndrom?

Auf eine Fibromyalgie können die erhöhte Schmerzempfindlichkeit an bestimmten Körperpunkten (sogenannte »Tenderpoints«) sowie die häufige Müdigkeit hindeuten. Knapp zwei Millionen Deutsche sind Schätzungen zufolge betroffen, Frauen etwa sieben- bis achtmal häufiger als Männer. Viele fühlen sich in ihrem Leiden nicht ernst genommen, konsultieren einen Arzt nach dem anderen und werden im schlimmsten Fall als Hypochonder betrachtet. Die genauen Ursachen der Erkrankung sind bis heute noch nicht bekannt; die verschiedenen Namen, die man ihr im Laufe der Zeit gegeben hat, spiegeln die Unklarheiten, mit denen die Forschung nach wie vor zu kämpfen hat.

Ein komplizierter Name

Der Begriff Fibromyalgie setzt sich aus drei Wortbestandteilen zusammen, die aus dem Griechischen entlehnt sind:
»Fibro« ist von »fibra« (für »Faser«) abgeleitet – ein Hinweis auf die Faserstrukturen in Sehnen, Bändern und Muskelhüllen; »my« stammt von »myo« und weist auf das Muskelgewebe hin, während »algie« für »Schmerzhaftigkeit« steht.
Damit sind die Symptome der Fibromyalgie beschrieben und die Stellen, an denen sie auftreten.

FIBROMYALGIE

> **Wichtig zu wissen**
> Die Fibromyalgie gibt der medizinischen Forschung noch viele Rätsel auf. Ihre Symptome und Begleiterscheinungen sind äußerst vielfältig.

Für die Fibromyalgie gibt es verschiedene Bezeichnungen; die geläufigste und auch treffendste dürfte der Begriff »Fibromyalgie-Syndrom« (FMS) sein. Der Namensteil »Syndrom« zeigt an, dass eine Reihe von Symptomen zusammenkommt, die diese immer noch rätselhafte Krankheit kennzeichnen. Andauernde beziehungsweise ständig wiederkehrende Schmerzen vor allem im Bereich der Muskulatur sind das Hauptmerkmal; fachsprachlich ausgedrückt handelt es sich bei der Fibromyalgie daher um eine »chronische, schmerzhafte muskuloskeletale Erkrankung unbekannter Ursache«. Gelegentlich findet man in der medizinischen Fachliteratur auch Bezeichnungen wie »Fibrositis«, »Tendomyopathie«, »Muskelrheumatismus« oder »Weichteilrheumatismus«.

Betrachtet man die verschiedenen Namen der Fibromyalgie, die früher benutzt wurden, so zeigt sich eine erhebliche Unsicherheit hinsichtlich des Wesens dieser Erkrankung. Man geht anhand der jeweiligen Forschungsergebnisse von einer Entzündung des Muskelgewebes (Fibrositis) aus, von einer allgemeinen Muskel-Sehnen-Erkrankung (Tendomyopathie), von einer rheumatischen Erkrankung (Muskelrheumatismus), von unterschiedlichen abnormen Spannungszuständen der Muskulatur oder einer psychischen Störung (psychogener Rheumatismus).

Hauptsymptome und begleitende Beschwerden

Die Fibromyalgie ist ein Krankheitszustand, der durch chronische Schmerzen in der Muskulatur und in den benachbarten Strukturen gekennzeichnet ist. Darüber hinaus sind die Muskeln sowie die zugehörigen Muskelhüllen und Sehnen ungewöhnlich schmerzempfindlich, schon wenn man mit dem Finger nur leicht darauf drückt.

Zahlreiche begleitende Beschwerden können bei der Fibromyalgie beobachtet werden, etwa chronische Müdigkeit und Erschöpfung, Schlafstörungen, Kopfschmerz, Empfindungsstörungen, Reizdarm- und Reizblasensymptome, Depression, »ruhelose Beine«, druckschmerzhafte Punkte (Tenderpoints) und erhöhte Kälteempfindlichkeit.

FIBROMYALGIE – MUSKELSCHMERZEN ÜBERALL

Das Fibromyalgie-Syndrom (FMS) ist keine tödliche Erkrankung. Länger anhaltende chronische Schmerzen können von Phasen allmählicher Besserung der Beschwerden oder sogar völliger Schmerzfreiheit unterbrochen sein. In der Regel verschlechtern sich die Beschwerden einige Monate lang und bleiben dann innerhalb eines gewissen Schweregrads stabil. Fast alle Patienten leiden immer mehr an Einschränkungen ihrer körperlichen Funktionen.

Häufigkeit und Ausbreitung der Fibromyalgie

Beim Fibromyalgie-Syndrom handelt es sich um die zweithäufigste Erkrankung von Patienten, die die Praxis eines Rheumatologen aufsuchen. Fast jeder Fünfte von ihnen leidet an einem FMS. Es kommt häufiger vor als Gelenkrheuma, Epilepsie oder Multiple Sklerose. Dennoch wird diesen Erkrankungen in der Öffentlichkeit mehr Aufmerksamkeit gewidmet, während man die Fibromyalgie eher stiefmütterlich behandelt. Dieser Sachverhalt trägt mit dazu bei, dass die Betroffenen sich oft nicht ernst genommen fühlen, was das seelische Leiden weiter verstärkt.

> **Wichtig zu wissen**
> Die Fibromyalgie kommt häufiger vor als Gelenkrheuma, Epilepsie oder Multiple Sklerose.

Die Fibromyalgie ist überall auf der Welt verbreitet, sie betrifft alle Nationalitäten gleichermaßen, egal, welchem sozialen Status der Patient angehört. 80 bis 90 Prozent der Betroffenen sind Frauen zwischen 35 und 60 Jahren. Aber auch Kinder und Jugendliche können daran erkranken.

Fibromyalgie weltweit

- Etwa zwei Prozent der Weltbevölkerung leiden am Fibromyalgie-Syndrom.
- Frauen sind sieben- bis achtmal häufiger betroffen als Männer.
- Weltweit sind etwa sieben Prozent aller Frauen zwischen dem 60. und dem 80. Lebensjahr an Fibromyalgie erkrankt.
- Die Zahl der Fibromyalgie-Patienten im Kindes- und Jugendalter steigt ständig.

Offensichtlich wird das Fibromyalgie-Syndrom auch durch erbliche Veranlagungen begünstigt, denn etwa 40 Prozent der Patienten berichten darüber, dass ihre Blutsverwandten an ähnlichen Symptomen leiden oder litten.

Wie erkennt man eine Fibromyalgie?

Fibromyalgie-Patienten leiden oft nicht nur an ihrer Erkrankung, sondern auch daran, dass sie mit ihren Beschwerden nicht ernst genommen werden. Sie fühlen sich missverstanden und nicht selten auch als Simulanten abgestempelt, denn eine klare Diagnose ist oft nicht zu stellen. Das hat damit zu tun, dass Laboruntersuchungen und andere technische Verfahren bisher die Fibromyalgie nicht bestätigen, sondern allenfalls andere Erkrankungen als Ursachen der Beschwerden ausschließen können (siehe dazu Seite 51).

Für Ärzte, die mit dieser Krankheit vertraut sind, bietet sie dennoch ein typisches Bild. Auch die Kranken- und Rentenversicherungen haben inzwischen reagiert; die Fibromyalgie ist seit dem Jahr 2005 international als »tatsächliche« Krankheit anerkannt.

Die Amerikanische Gesellschaft für Rheumatologie hat bereits vor fast 20 Jahren eine Reihe von Merkmalen aufgelistet, die zusammenkommen müssen, damit von einem Fibromyalgie-Syndrom gesprochen werden kann. Das Vorliegen einer solchen Kombination von Merkmalen ist deshalb wichtig, weil jedes Symptom für sich genommen auch auf eine andere Erkrankung hindeuten und damit die Diagnose in eine falsche Richtung leiten könnte. So ist eine Leitlinie geschaffen worden, anhand derer eine verlässliche Diagnose gestellt werden kann – auch wenn viele Patienten erst nach länger Suche einen Arzt mit entsprechender Erfahrung finden.

Generalisierter Schmerz

Von generalisiertem Schmerz kann man dann reden, wenn folgende Bedingungen erfüllt sind:

- Schmerzen an beiden Körperhälften,
- Schmerzen oberhalb und unterhalb der Hüfte,
- Schmerzen am Achsenskelett (Halswirbelsäule, vorderer Brustbereich, Brust- und Lendenwirbelsäule), tiefsitzender Rückenschmerz.

FIBROMYALGIE – MUSKELSCHMERZEN ÜBERALL

Schmerzen an bestimmten Stellen des Körpers (Tenderpoints)

Ein sogenannter Tenderpoint ist schmerzhaft, nicht bloß »empfindlich«, wenn mit dem Finger auf ihn gedrückt wird. Deshalb hat die Bezeichnung »Schmerzpunkte« ihre Berechtigung. Vor allem geht es um folgende Stellen:

- Hinterkopf im Ansatzbereich der oberflächlichen Nackenmuskeln,
- Ansatz des Schulterblatthebers am oberen Schulterblattwinkel,
- Knochen-Knorpel-Übergang der zweiten bis vierten Rippe nahe des Brustbeins,
- großer Oberarmhöcker,
- Vorderseite des Oberarmkopfs,
- Ellenbogenhöcker außenseitig, eventuell etwas abwärts davon,
- Ellenbogenhöcker innenseitig, eventuell etwas abwärts davon,
- Mitte des inneren oberen Quadranten der Gesäßregion,
- hintere Spitze des Hüft-Oberschenkel-Höckers,
- medialer Kniegelenksspalt, eventuell etwas abwärts davon.

Insgesamt wurden 18 Punkte auf beiden Körperhälften über Muskel- und Sehnenansätzen sowie auch an den Gelenken für die Diagnose bestimmt. Sie sind heute das wichtigste Diagnosekriterium für die Fibromyalgie. Die meisten dieser Tenderpoints sind in der Regel bei Menschen, die unter dem Fibromyalgie-Syndrom leiden, deutlich schmerzempfindlicher als bei gesunden Menschen. Die Leitlinien für die Fibromyalgie-Diagnose gehen davon aus, dass sich bei mindestens elf der 18 Punkte ein Druckschmerz zeigt.

> **Wichtig zu wissen**
> Die Feststellung sogenannter Schmerzpunkte gibt wertvolle Hinweise darauf, ob die Beschwerden auf ein Fibromyalgie-Syndrom zurückzuführen sind.

Triggerpoints

In manchen Fällen werden bei den Patienten auch sogenannte Triggerpoints gefunden. Hierbei handelt es sich um gut tastbare, punktuelle Muskelverhärtungen (Myogelosen) vor allem im Bereich des Nackens und oberhalb der Gesäßmuskulatur. Wenn diese Punkte gedrückt werden, schmerzt nicht nur, wie bei den Tenderpoints, die betreffende Stelle, sondern es kommt zu einem teilweise weit ausstrahlenden Schmerzempfinden, das der Betroffene oft gar nicht mit dem eigentlichen Ursprung in Verbindung bringt.

FIBROMYALGIE

Die Tenderpoints

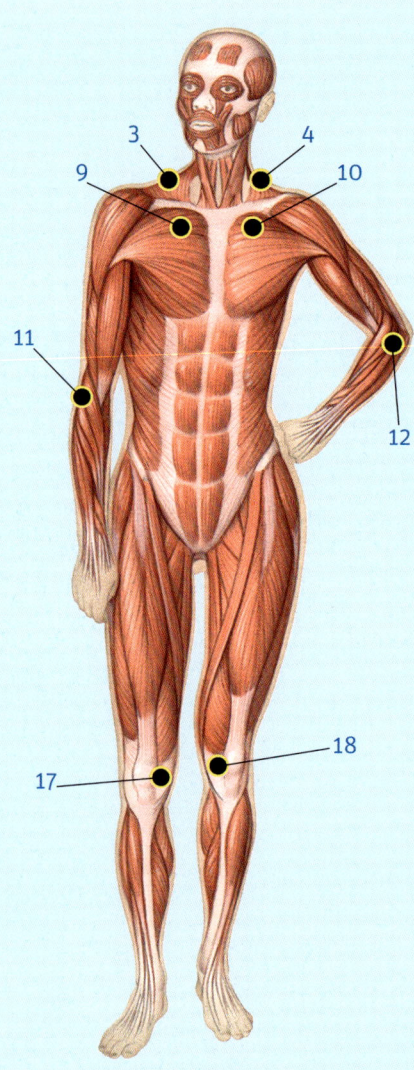

Das American College of Rheumatology (ACR) hat im Jahr 1990 die Diagnosekriterien für das Fibromyalgie-Syndrom festgeschrieben. Danach müssen, kurz gefasst, folgende drei Merkmale zusammenkommen:

- Seit mindestens drei Monaten leidet der Patient unter Schmerzen im Bewegungsapparat, ohne dass eine andere Ursache dafür erkennbar wäre.
- Das Schmerzempfinden betrifft sowohl die obere als auch die untere Körperhälfte, sowohl die linke als auch die rechte Körperseite (»generalisierter Schmerz«).
- Mindestens an elf der 18 Tenderpoints löst Druck ein stärkeres Schmerzempfinden aus, als es beim gesunden Menschen der Fall ist.

Vor allem die Tenderpoints (Schmerzpunkte) sind es, an denen die Diagnose eines Fibromyalgie-Syndroms festgemacht wird. Kritiker weisen zwar darauf hin, dass bei dieser Erkrankung noch wesentlich mehr sol-

DIE TENDERPOINTS

cher Schmerzpunkte am ganzen Körper ertastet werden können, aber die ACR-Kriterien haben sich international durchgesetzt.

Die Zeichnungen geben einen ungefähren Überblick über die neun Körperstellen, an denen die 18 Tenderpoints paarweise symmetrisch auftreten können. Die Zählung erfolgt üblicherweise von oben nach unten:

- Haaransatz (1, 2)
- Nacken (3, 4)
- Schulter (5, 6)
- Schulterblatt (7, 8)
- Brustbein (9, 10)
- Ellenbogen (11, 12)
- Hüfte (13, 14)
- Oberschenkel (15, 16)
- Knie (17, 18)

Die Forderung nach »11 von 18« macht die Diagnose verlässlicher, denn gerade im Nacken- und Schulterbereich treten nicht nur bei der Fibromyalgie schmerzhafte Druckpunkte auf. Außerdem variiert die Druckempfindlichkeit der Patienten meist von Tag zu Tag.

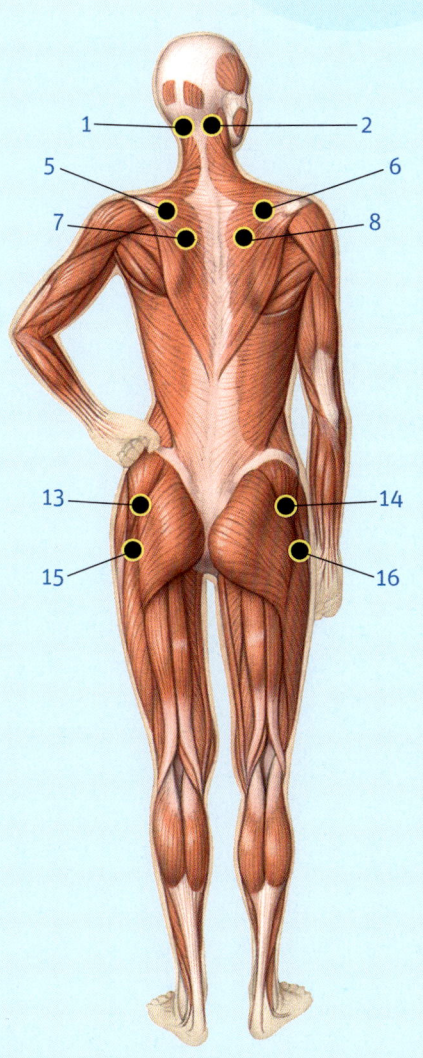

Placebopunkte

An der Stirn und einigen anderen Körperstellen gibt es zusätzlich zu den Tender- und Triggerpoints noch einige »Kontrollpunkte«, an denen üblicherweise beim gesunden Menschen kein Schmerz entsteht, wenn darauf gedrückt wird. Ein Druck-Test an diesen Stellen kann helfen, die Befunde an den 18 definierten Schmerzpunkten zusätzlich abzusichern.

Eine schwierige Diagnose

Am Anfang der Suche nach ärztlicher Hilfe steht meist die recht hilflose Aussage: »Schmerzen am ganzen Körper.« Um die Ursache für diese Schmerzen herauszufinden, wird der Arzt zunächst um eine möglichst genaue Beschreibung des Schmerzempfindens bitten, dann aber auch nach dem bisherigen Krankheitsverlauf fragen und danach, welche anderen Erkrankungen möglicherweise bereits früher bei Ihnen selbst oder bei näheren Familienangehörigen aufgetreten sind.

Die letztere Frage kann von Bedeutung sein, weil bei Fibromyalgie-Patienten auch eine erbliche Veranlagung nicht auszuschließen ist.

Wichtige Fragen für die Diagnose

Wenn der Therapeut den Verdacht hat, dass Ihren Beschwerden eine Fibromyalgie zugrunde liegt, wird er wissen wollen, ob bei Ihnen außer den dauerhaften Schmerzen im Muskel- und Skelettsystem regelmäßig oder häufig auch andere gesundheitliche Probleme auftreten, vor allem

- chronische Müdigkeit und Erschöpfung,
- geringe Belastbarkeit,
- Schlafstörungen,
- Menstruationsstörungen,
- Kopfschmerzen,
- seelische Störungen.

Zur Sicherheit wird Ihnen Blut abgenommen, um ein Differenzial-Blutbild zu bestimmen. Dieses dient nicht dazu, eine Fibromyalgie nachzuweisen, sondern um herauszufinden, ob möglicherweise eine andere Erkrankung, etwa eine rheumatische Arthritis oder auch eine Virusinfektion, für die Beschwerden verantwortlich sein könnte.

Bei Fibromyalgie-Patienten sind die Laborwerte üblicherweise normal: Es deutet nichts auf eine Entzündung hin, das Differenzial-Blutbild ist normal, es zeigt sich kein erhöhter Rheumafaktor, keine auffälligen Antikörper (Immunglobuline) sind erkennbar – lediglich der Wert des Nervenbotenstoffs Serotonin kann bei einer Fibromyalgie auffallend niedrig sein. Insofern lässt sich aus dem Laborbefund allein keine sichere Diagnose ableiten, doch hat er seinen Stellenwert, wenn es darum geht, den Ursachen der Beschwerden auf den Grund zu gehen (siehe dazu Seite 51). Vor allem aber ist es die Kombination einer Reihe von Symptomen, durch die sich die Erkrankung zu erkennen gibt.

Hauptsymptome der Fibromyalgie

Das Fibromyalgie-Syndrom ist das Chamäleon unter den Krankheiten. Die Symptome und Warnzeichen der Fibromyalgie können die Symptome und Warnzeichen von mindestens 30 anderen Krankheiten »nachahmen«, hinzu kommen noch unterschiedlichste psychische Symptome. Die Beschwerden betreffen den gesamten Körper und können fast allen Organsystemen zugeordnet sein. Frauen leiden darüber hinaus oft unter besonders ausgeprägten Menstruationsbeschwerden mit extrem schmerzhaften Monatsblutungen.

Wichtig zu wissen
Die Fibromyalgie tritt oft »maskiert« auf, so dass ihre Symptome leicht mit denen einer anderen Erkrankung verwechselt werden können.

Die Fibromyalgie kann zum Beispiel im Gewand sowohl der Zuckerkrankheit als auch der Multiplen Sklerose auftreten. Diese »Maskierung« der Krankheit ist der Hauptgrund dafür, dass es nicht selten zu Fehldiagnosen kommt und Patienten von einer quälend langen »Odyssee von einem Arzt zum anderen« berichten, bis die Beschwerden der tatsächlichen Erkrankung zugeordnet werden. Nachfolgend sind die Hauptsymptome aufgeführt, die beim Fibromyalgie-Syndrom in unterschiedlicher Kombination in Erscheinung treten können.

Chronische Muskelschmerzen

Betroffene beschreiben die chronischen Schmerzen immer wieder mit dem Satz: »Es tut alles weh.« Die Schmerzen können als leicht oder sehr ausgeprägt empfunden werden und sitzen »tief« in den Muskeln, Sehnen und Bändern. Sie können zuweilen die Bewegungsfähigkeiten der Patienten aufs massivste einschränken.

Gelenkschmerzen

Diese Form von Schmerzen geht oft vom Sehnenansatzpunkt am Knochen aus, und der Betroffene fühlt einen Schmerz im Gelenk, obwohl das Gelenk selbst nicht am Schmerzgeschehen beteiligt ist. Die Beschwerden treten vornehmlich an Knien, Ellenbogen und Schultern auf, doch sind auch die Kiefergelenke häufig betroffen. Dabei spielt die psychische Anspannung eine wichtige Rolle, weil durch ein ständiges »Zähne-Zusammenbeißen« und nächtliches Zähneknirschen das Kiefergelenk überlastet ist.

Schlafstörungen

Etwa 90 Prozent der Fibromyalgie-Patienten klagen über Einschlaf- oder Durchschlafstörungen. Meistens erwachen die Betroffenen zudem noch sehr früh in den Morgenstunden.

Der Schlafmangel führt natürlich in der Folge zu immer wiederkehrender Müdigkeit und zur verstärkten Wahrnehmung der weiter vorliegenden Beschwerden. Das kann den Patienten auf die Dauer zermürben, und er gerät möglicherweise in einen seelischen Zustand, in dem sich Angst und Verzweiflung mit lange unterdrückter Wut mischen. Nicht selten kommt es dann zu unerwarteten Zornesausbrüchen, was wiederum die Beziehungen zum Lebenspartner, zu Freunden und Kollegen auf eine harte Probe stellen kann. Hier ist sehr viel Verständnis aufseiten der Angehörigen gefordert.

> **Wichtig zu wissen**
> Schmerzen und Schlafstörungen schaukeln sich oft gegenseitig hoch, bis ein Teufelskreis aus Schmerz, Müdigkeit und Verzweiflung entsteht.

Müdigkeit und Erschöpfung

Zusätzlich zu dem Rückgang der körperlichen Belastbarkeit, der bei dauerhaft schmerzgeplagten Menschen mit der Zeit zwangsläufig feststellbar ist,

fühlen sich viele Fibromyalgie-Patienten den ganzen Tag über müde und abgeschlagen. Am Ende des Tages stellt sich dann sehr schnell eine allgemeine Erschöpfung ein.
Damit geht es ihnen ähnlich wie den Menschen, die unter dem Chronischen Müdigkeitssyndrom leiden, mit dem dieses Symptom der Fibromyalgie oft verwechselt wird. In der Naturheilkunde wird in diesen Fällen häufig Vitamin B_{12} verordnet.

Missempfindungen

Etwa jeder vierte Fibromyalgie-Patient klagt über ein Taubheits- und Kribbelgefühl in den Armen, Beinen und Füßen. Oft wird es beschrieben als ein Gefühl, als ob Ameisen über den Körper liefen. Eine allgemeine Berührungsempfindlichkeit der Haut kommt häufig noch hinzu.
Außerdem können sich die Sprunggelenke der Füße geschwollen und unförmig anfühlen, obwohl keine Schwellung tastbar ist. In diesen Fällen könnte sich eine Entgiftungs- und Ausleitungstherapie anbieten (siehe Seite 27).

Kälteempfindlichkeit

Viele Menschen mit Fibromyalgie-Syndrom leiden unter einer besonderen Art der Kälteempfindlichkeit, und bei einem Großteil von ihnen können ähnliche Symptome wie bei der Raynaud-Krankheit, nämlich weiße und kalte Finger durch kältebedingte Durchblutungsstörungen festgestellt werden. Hier wird in der Naturheilkunde der Wirkstoff Moxaverin erfolgreich eingesetzt (entsprechende Zubereitungen sind rezeptfrei in der Apotheke erhältlich). Parallel hat sich oft eine Korrektur des Säure-Basen-Haushalts durch eine Ernährungsumstellung und weitere Maßnahmen als sinnvoll erwiesen.

Reizdarm und Reizmagen

Bei etwa einem Drittel der Fibromyalgie-Patienten kommt es immer wieder anfallsartig zu Durchfall, Verstopfung, Völlegefühl, krampfartigen Bauchschmerzen und anderen Beschwerden des Verdauungstrakts. Deshalb ist es für sie ganz besonders wichtig, auf ein gesundes Darmmilieu und eine gute Verdauung zu achten, was zum Beispiel eine ballaststoffreiche Ernährung einschließt (siehe dazu die ausführlichen Hinweise auf Seite 75).

FIBROMYALGIE

Reizblase
Viele Betroffene, vor allem Frauen, leiden unter häufigem, starkem Harndrang und Beschwerden beim Wasserlassen, ohne einen Harnwegsinfekt zu haben. Bei diesen Problemen haben Zubereitungen aus Kürbissamen (rezeptfrei in der Apotheke) eine wohltuende, lindernde Wirkung gezeigt.

Morgensteifigkeit
Die insgesamt geringer werdende Beweglichkeit, unter der Fibromyalgie-Patienten zu leiden haben, zeigt sich morgens oft besonders deutlich. Das Aufstehen und das Anziehen fallen schwer, und die ersten Schritte am Morgen verursachen Schmerzen in den Füßen. Die Konsequenzen können fatal sein: Man versucht, besonders vorsichtig aufzutreten, hinkt durch die Wohnung, bis man sich »eingelaufen« hat, und diese Schonhaltung fördert weitere Verspannungen im Bereich der Bein- und Rückenmuskulatur.

Begleitsymptome

Zu den Schmerzen und sonstigen Beschwerden, die eine Fibromyalgie kennzeichnen, kommen häufig noch weitere Symptome hinzu, die durchaus auf andere Erkrankungen im Hintergrund deuten können, was eine eindeutige Diagnose besonders schwierig macht.

Migräne und Kopfschmerzen
Migräne wird bei Patienten mit Fibromyalgie-Syndrom genauso oft wie bei anderen Patienten festgestellt. Jedoch klagen mehr als 40 Prozent der Fibromyalgie-Patienten regelmäßig über Kopfschmerzen, vor allem über Kopfschmerzen vom Spannungstyp, der von den Muskelverspannungen ausgelöst wird. Gerade Kopfschmerzen, die vom Nacken her kommen, sprechen mitunter, so das Ergebnis klinischer Studien, sehr gut auf Zubereitungen mit standardisiertem ätherischem Öl der echten Arznei-Minze an. Bei der Wahl eines Präparats sollte aber unbedingt darauf geachtet werden, dass es sich um ein echtes standardi-

> **Wichtig zu wissen**
> Bei der Fibromyalgie können viele Beschwerden in unterschiedlichen Kombinationen auftreten, aber Muskelbeschwerden und Verspannungen gehören immer zu den Hauptsymptomen.

EINE SCHWIERIGE DIAGNOSE

siertes Arzneimittel mit offizieller Zulassung gegen Spannungskopfschmerz handelt. Erhältlich sind diese nur in Apotheken.

Hör- und Sehstörungen

Nicht selten berichten Fibromyalgie-Patienten sowohl über erhöhte Geräuschempfindlichkeit als auch über zeitweilige, meist einseitige Schwerhörigkeit. Besonders belastend aber wirken sich anhaltende Ohrgeräusche (Tinnitus) aus, denn ein ständiges Rauschen oder Pfeifen im Ohr verstärkt die schmerzbedingte psychische Anspannung noch zusätzlich. Eine starke Lichtempfind-

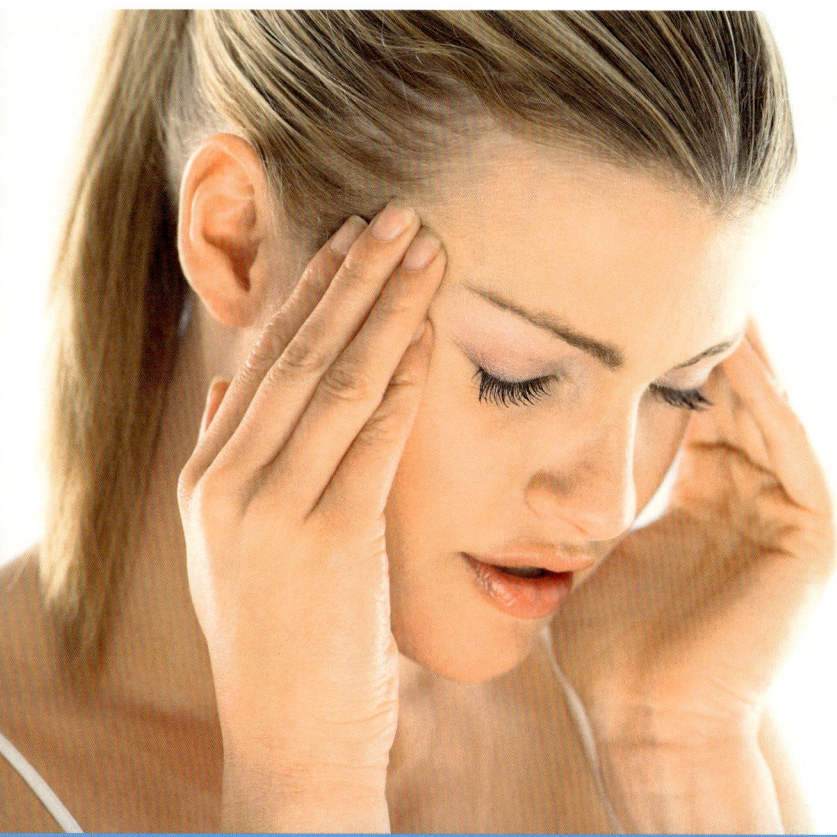

Die Muskelschmerzen führen zu Verspannungen, und verspannte Nackenmuskeln verursachen Kopfschmerzen; typisch für den Schmerzkreislauf bei der Fibromyalgie.

lichkeit kann mit zu den Begleiterscheinungen des Syndroms gehören. Schmerzende, juckende Augen, mit verursacht durch trockene Schleimhäute, sind nach längerer Arbeit am Bildschirm keine Seltenheit, und besonders in Stresssituationen kann es zeitweise zu Sehstörungen kommen.

Brustschmerzen

Bei ungefähr einem Drittel der Betroffenen ist die Fibromyalgie von massiven Brustschmerzen begleitet. Diese Schmerzen können äußerst beunruhigend sein, vor allem solange nicht geklärt ist, ob es sich nicht möglicherweise um Herzbeschwerden handelt. Hier muss durch eine ärztliche Untersuchung festgestellt werden, ob eine Herzerkrankung vorliegt.

Psychische Probleme

Mangelnde Entspannungsfähigkeit

Für jemanden, der ständig gegen Schmerzzustände anzukämpfen hat, wird es immer schwieriger, die Erkrankung nicht in den Mittelpunkt seiner Aufmerksamkeit zu stellen. Die Gedanken kreisen immer mehr um den Gesundheitszustand von Körper und Seele, um die Suche nach Auswegen und um die Furcht, den alltäglichen Herausforderungen nicht mehr gewachsen zu sein.
Für Fibromyalgie-Patienten gilt dies in zweifacher Hinsicht, denn das Nichtabschalten-Können gehört bei vielen von ihnen ohnehin schon zu den wesentlichen charakterlichen Eigenschaften. Wenn Sie zu dieser Patientengruppe gehören, ist Ihnen daher das Erlernen der einen oder anderen auf Seite 32 erwähnten Entspannungstechnik besonders zu empfehlen.

Depressive Verstimmungen

Der Teufelskreis von Schmerz, Müdigkeit und spürbar nachlassender Belastbarkeit bringt die meisten an Fibromyalgie Erkrankten früher oder später an einen Punkt, an dem sie sich vom Alltag überfordert fühlen und Phasen von Traurigkeit und Mutlosigkeit durchleben. Die Stimmung ist gedrückt, was wiederum das Schmerzempfinden verstärkt, und die lähmende Antriebslosigkeit macht den Alltag in vielerlei Hinsicht noch schwieriger.

EINE SCHWIERIGE DIAGNOSE

In solchen Phasen ist es wichtig, dass die depressive Grundstimmung sich nicht verfestigt und nicht in eine handfeste Depression abgleitet. Es empfiehlt sich daher, rechtzeitig gegenzusteuern.

Bisweilen hilft schon ein Spaziergang bei schönem Wetter, um kurzfristig »den Kopf frei zu bekommen«. Dabei sind auch die erwähnten Entspannungstechniken nützlich, die Ihnen das »Abschalten« erleichtern.

Darüber hinaus aber kann zusätzliche Hilfe nötig sein. Die Naturheilkunde kann mit pflanzlichen Heilmitteln etwas gegen depressive Verstimmungen ausrichten, und dafür haben sich Zubereitungen aus Johanniskraut besonders gut bewährt.

Gegen gedrückte Stimmung und Mutlosigkeit ist ein Kraut gewachsen. Das Johanniskraut hat sich gegen depressive Verstimmungen millionenfach bewährt.

Hilfe durch gut untersuchte Johanniskrautextrakte

Die Naturheilkunde kennt den Johanniskrautextrakt als sehr gut verträgliche und wirksame Möglichkeit zur Behandlung leichter bis mittelschwerer Depressionen – und damit des Schweregrads depressiver Verstimmungen, wie sie als eine typische Begleiterscheinung beim Fibromyalgie-Syndrom auftreten.

Um den Teufelskreis an einem seiner Kernsymptome zu durchbrechen, sollte die Therapie der Fibromyalgie daher sowohl bei der Schmerzsymptomatik als auch bei der Stimmungslage angreifen. Dies sehen auch die offiziellen Behandlungsleitlinien vor.

Die Wirksamkeit apothekenpflichtiger johanniskrauthaltiger Arzneimittel bei gleichzeitig äußerst guter Verträglichkeit und Anwendungssicherheit ist in einer Vielzahl klinischer Studien belegt und in Anwendungsbeobachtungen an weit über 10.000 Patienten bestätigt worden.

Empfehlenswert ist die Wahl eines zugelassenen Arzneimittels, für das eigene wissenschaftliche Wirksamkeitsnachweise vorliegen (rezeptfrei in der Apotheke).

Gibt es eine Fibromyalgie-Persönlichkeit?

Wie Forschungen zum Fibromyalgie-Syndrom nachgewiesen haben, zeigen sich in den Lebensläufen der Betroffenen beinahe immer ausgeprägte Phasen, in denen sie schwersten Belastungen – bis an die Grenze des Erträglichen, und manchmal auch darüber hinaus – ausgesetzt waren.

Körperliche und seelische Lasten spielen gleichermaßen eine Rolle dabei; was immer auf der Seele »lastet«, hat auch der Körper mit zu »tragen« – der alltägliche Sprachgebrauch bringt das unübertrefflich zum Ausdruck. Und auch umgekehrt gilt: Wenn der Körper schmerzt, leidet auch die Seele. Gute Gründe also, bei der Behandlung sowohl die Muskelschmerzen als auch die seelischen Verspannungen zu berücksichtigen.

Typische Charaktermerkmale von Fibromyalgie-Patienten

Aus den Untersuchungen einer Vielzahl von Patienten hat sich ergeben, dass der überwiegende Teil von ihnen die nachfolgenden Eigenschaften aufweist:
- ständige Selbstaktivierung zu höchstmöglicher Leistung,
- Perfektionismus im Berufs- wie im Privatleben,
- sehr starke Ordnungsliebe,
- ausgeprägtes Gerechtigkeitsgefühl,
- soziales Engagement,
- großer Ehrgeiz,
- geringes Selbstwertgefühl,
- Ängstlichkeit,
- Verletzbarkeit.

Es gibt offenbar unter den Menschen, die am Fibromyalgie-Syndrom leiden, eine ausgeprägte Tendenz, es einerseits allen recht machen zu wollen, was dem starken Wunsch nach Anerkennung und einer Furcht vor Zurückweisung und Verletzung entspringt. Andererseits ist ein Drang erkennbar, sich bis zur Selbstaufopferung für welche Ziele auch immer einzusetzen und zusätzlich noch für andere mitzudenken nach dem Motto: »Wenn ich's nicht mache, macht's doch keiner!«

> **Wichtig zu wissen**
> Fibromyalgie-Patienten gelten allgemein als zielstrebig, neigen in ihrem Engagement aber auch häufig zur Selbstüberforderung.

So positiv diese Eigenschaften im Grunde sein mögen, so können sie doch eine fatale Konsequenz haben, nämlich eine dauerhafte Selbstüberforderung. Wer sich selbst ständig zum Schultern neuer Lasten antreibt und sich dabei weder Schonung noch Erholung gönnt, läuft Gefahr, dass der Körper ihm zur Selbsterhaltung mit schmerzhaften Beschwerden die Grenzen der Überbeanspruchung deutlich macht. Dies betrifft Menschen, die kranke Angehörige zu Hause pflegen, in gleicher Weise wie andere, die sich von ihrem Engagement für einen Verein oder ein soziales Projekt schier »auffressen« lassen.

Das Gesagte soll nicht zu dem Fehlschluss führen, es handele sich bei der Fibromyalgie um eine psychische Erkrankung. Wohl aber ist der Hinweis wichtig, dass zu den Auslösern der körperlichen Symptome auch seelische Faktoren gehören, die den jeweiligen Menschen für eine krank machende Selbstüberforderung empfänglich machen.

Was wird im Labor untersucht?

Die Labordiagnostik ist bei Fibromyalgie-Patienten in erster Linie für das »Ausschlussverfahren« wichtig, da entzündliche Erkrankungen oder hormonelle Störungen sehr ähnliche Beschwerden wie das Fibromyalgie-Syndrom hervorrufen können. Hier kann die Labordiagnostik entscheidend zur Klärung beitragen und sollte deshalb mit einbezogen werden – auch wenn ein einzelner Laborwert, der das Vorliegen einer Fibromyalgie eindeutig nachweisen könnte, bisher nicht bekannt ist.

Normalwerte und Abweichungen

Die im Labor ermittelten Blutwerte für bestimmte Proteine, Rheumafaktoren, Leber- und Nierenwerte, Elektrolyte und andere zeigen bei der Fibromyalgie keine auffälligen Werte. Häufig ist jedoch der Spiegel des Nervenbotenstoffs Seroton erniedrigt, und es finden sich die Hormone Kalzitonin und Somatomedin C im Serum.

Des weiteren liegen in der Gehirn-Rückenmark-Flüssigkeit oft die als »Schmerzsubstanz« bezeichnete Substanz P und der »Nerve-Growth-Factor« erhöht vor. Letzterer ist für die Entwicklung und das Überleben bestimmter Gehirnzellen von entscheidender Bedeutung.

FIBROMYALGIE

Was die Durchblutung des Gehirns anzeigt

Über die Kernspintomographie und andere spezielle Verfahren lassen sich im Gehirn bestimmte Gebiete mit einer verstärkten Durchblutung erkennen. Dort kommt es zu einem erhöhten Einstrom von Schmerzimpulsen in die schmerzverarbeitenden Zentren.

Ebenso lassen sich Gebiete mit einer reduzierten Durchblutung bestimmen. Diese zeigen sich beispielsweise im Frontalbereich, was möglicherweise die Konzentrationsschwäche der Patienten erklärbar macht. Messungen von Hirnströmen und Nervenimpulsen zum Nachweis einer erhöhten Schmerzempfindlichkeit kommen bisher in der Fibromyalgie-Diagnostik kaum zur Anwendung. Es kann aber ein »Dolorimeter« eingesetzt werden. Dieses Gerät misst den Druck, der auf einen der Schmerzpunkte ausgeübt wird, und zeigt den Wert an, ab dem der Patient den Druck als schmerzhaft empfindet – wichtig zur Beobachtung von Krankheitsverlauf und Behandlungserfolg.

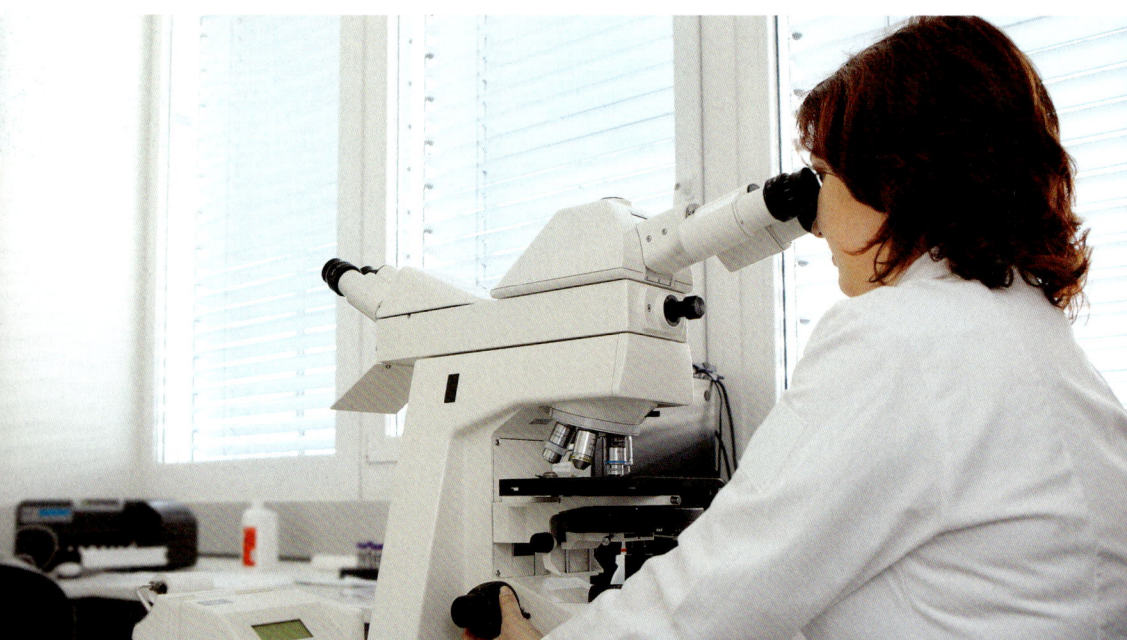

Die Labordiagnostik trägt im Ausschlussverfahren entscheidend zur Klärung der Frage bei, ob eine Fibromyalgie oder eine andere Erkrankung die Beschwerden verursacht.

Die Rolle der Schmerzsubstanz P

In der Frühphase des Krankheitsverlaufs könnte ein erhöhter Ausstoß des Nervenbotenstoffs »Substanz P« (P für »pain«; englisch für Schmerz) dafür sorgen, dass dem Gehirn über die Nerven ein verstärkter Schmerz »gemeldet« wird. Die Substanz P kommt in der Rückenmarksflüssigkeit und bei Fibromyalgie-Kranken auch in der Muskulatur vor. Dies führt zu einem veränderten Reaktionsmuster der Nervenzellen, die hierdurch Schmerzfehlbotschaften vermitteln. Die Folge sind Regulationsstörungen im zentralen Nervensystem und im Rückenmark. Solche Störungen der Schmerzverarbeitung können eine erhöhte Schmerzempfindlichkeit bewirken.

Ein Schmerzgedächtnis entwickelt sich

Der Nervenbotenstoff Serotonin hat die Funktion, die Schmerzempfindung zu hemmen. Bei Fibromyalgie-Patienten findet sich häufig ein niedriger Serotoninspiegel. In Verbindung mit einem erhöhten Ausstoß von Substanz P deutet dies auf einen Vorgang hin, durch den das Gehirn beginnt, Zellen im Großhirnbereich »umzubauen«. Die Folge ist, dass bisher nicht genutzte Nervenbahnen geöffnet werden. Wenn dabei die angrenzenden Nachbarzellen des Gehirns beeinträchtigt werden, lösen sie in dem Körperbereich, mit dem sie in Verbindung stehen, möglicherweise eine erhöhte Schmerzempfindlichkeit aus. Dies kann ein Anzeichen dafür sein, dass sich so etwas wie ein Schmerzgedächtnis« ausbildet: Der Schmerz beginnt, chronisch zu werden.

> **Wichtig zu wissen**
> Nach neueren Forschungen könnte ein Zusammenhang zwischen der Fibromyalgie und hormonellen Fehlsteuerungen bestehen.

Sind Hormone ein Fibromyalgie-Auslöser?

Nach Erkenntnissen aus der Depressionsforschung lässt sich ein Zusammenhang zwischen depressiven Beschwerden und bestimmten hormonellen Regulationsstörungen herstellen. Dadurch wird es wichtig, im Rahmen der Labordiagnostik zu überprüfen, ob bei dem Patienten möglicherweise eine Fehlregulation im Bereich der sogenannten Stresshormone vorliegt. Mit der Bestimmung zum Beispiel des stressabhängigen Cortisolspiegels wäre endlich ein biochemischer Messwert greifbar, der für die Patienten nachweisbar macht, dass es für ihre Beschwerden eine belegbare Ursache gibt.

Allein dies würde vielen Betroffenen die Unsicherheit hinsichtlich ihrer Erkrankung nehmen und ihnen helfen, den Verdacht des Simulierens mit guten Argumenten von sich zu weisen. Die positive Wirkung auf die psychische Situation der Patienten wäre gar nicht zu überschätzen.

> **Im Blickpunkt: das Stresshormon Cortisol**
>
> Stress kann nachhaltige Auswirkungen auf das körperliche und seelische Wohlbefinden des Menschen haben. Bei negativem Stress (»Distress«) wird der Organismus auf Hochtouren gebracht, die Funktionen des Immunsystems und damit das Erholungsbedürfnis werden unterdrückt. Dass diese »Mobilmachung« normalerweise nur kurzzeitig anhält, dafür sorgt das Zusammenspiel zwischen dem Nervensystem und dem Stresshormon Cortisol: Die Stressreaktion des Körpers wird rasch wieder heruntergeregelt.
> Dauerbelastung kann jedoch zu einer anhaltenden hormonalen Stresssituation führen. Menschen mit einer geringeren Selbstsicherheit und einer Tendenz zu depressiver Verstimmung zeigen oft eine dauerhaft starke Aktivierung ihres Cortisolsystems. Forschungen haben ergeben, dass dauerhaft hohe Stressniveaus mit verschiedenen Erkrankungen in deutlichem Zusammenhang stehen, gerade auch mit chronischen Schmerzzuständen, wie sie beim Fibromyalgie-Syndrom auftreten.

Bei der Untersuchung von Stresshormonen wie dem Cortisol hat sich übrigens herausgestellt, dass eine Speichelprobe für die Analyse vorteilhafter ist als eine Blutprobe. Im Speichel sind die Hormone nämlich, anders als im Blut, nicht chemisch an Eiweiße gebunden, sondern liegen ausschließlich in ihrer freien, biologisch aktiven Form vor.
Wegen tageszeitlicher Schwankungen kann allerdings ein einzelner Messwert keine zuverlässige Aussage über krankhafte Veränderungen von Hormonkonzentrationen liefern. Um möglichst genaue Untersuchungsergebnisse zu eventuellen Abweichungen von Normwerten zu gewinnen, bietet sich deshalb die Erstellung sogenannter Hormon-Tagesprofile an.

Ganzheitliche Fibromyalgie-Behandlung

Nach dem aktuellen Stand der Wissenschaft müssen wir im Hinblick auf eine sinnvolle Behandlung des Fibromyalgie-Syndroms von folgenden Sachverhalten ausgehen:
- Die Fibromyalgie ist keine tödliche, aber dennoch eine schwere bis unheilbare Erkrankung.
- Die genauen Ursachen dieser Erkrankung sind noch immer unklar.
- Die Diagnose der Fibromyalgie ist nach wie vor nicht einfach.
- Die Behandlung muss sich daher an den Symptomen orientieren.
- Jeder neue Therapieansatz, der den Betroffenen hilft, ist zu begrüßen.

> **Wichtig zu wissen**
> Eine umfassende Information der Patienten und ihrer Angehörigen über die Erkrankung und die Behandlungsmöglichkeiten ist die Basis einer »sozialen Therapie«.

Die aktuellen Behandlungskonzepte für die Fibromyalgie beruhen im wesentlichen darauf, bei schwer zu beeinflussenden Symptomen wie Schmerzen (größtenteils Muskelschmerz durch Muskelverspannung und -verhärtung), Schlafstörungen und Depressionen Linderung zu verschaffen.

Am Anfang der Therapie steht Aufklärung

An erster Stelle der Therapiemaßnahmen sollten eine umfassende Aufklärung und Information sowohl der Patienten selbst als auch ihres sozialen Umfelds stehen. Wichtig ist dabei auch, ganz klar herauszustellen, dass »Therapie« nach dem bisherigen Wissensstand nicht »Heilung« bedeutet, sondern möglichst weitgehende Linderung der Beschwerden und eine größtmögliche Verbesserung der Gesamtsituation der Betroffenen.

Über Stressabbau und Konfliktbewältigung informieren

Eine Beratung über sinnvolle Änderungen des Lebensstils (zum Beispiel hinsichtlich Stressabbau und Ernährung) gehört zu den wichtigen Bestandteilen einer umfassenden Information. Ein Element der Therapie sollte sein, perfektionistisch veranlagte Patienten anzuleiten, die wesentlichen Stressfaktoren in ihrem Alltag zu erkennen, sich ihrer Auswirkungen bewusst zu werden und an deren Beseitigung oder Minderung zu arbeiten. Dazu gehören Hinweise auf Entspannungstechniken sowie auf psychologisch gestützte Verfahren zum Stressabbau.

Auch die Palette der sogenannten Mind-Body-Therapien, die es dem Verstand erleichtern sollen, Körperfunktionen und Symptome zu beeinflussen (zum Beispiel die Muskelspannung zu verringern), sollte angesprochen werden. Darüber hinaus kann empfohlen werden, in Selbsthilfegruppen oder unter psychotherapeutischer Anleitung mit einem »Wohlfühltraining« zu lernen, positive Empfindungen wie Freude wiederzugewinnen, die eigene Konflikt- und Durchsetzungsfähigkeit zu trainieren und an der Steigerung des Selbstwertgefühls zu arbeiten.

Möglichkeiten der Schmerzbehandlung

Muskelrelaxanzien

Da man davon ausgeht, dass Muskelverspannungen zur Schmerzsymptomatik entscheidend beitragen, erscheint es sinnvoll, muskelentspannende Wirkstoffe, sogenannte Muskelrelaxanzien, zur Behandlung der Fibromyalgie einzusetzen. Diese Wirkstoffe können sowohl Muskelverspannungen als auch die Schmerzempfindlichkeit von Tenderpoints vermindern sowie die Schlafqualität verbessern. Damit ist zugleich eine gute Möglichkeit gegeben, der andauernden Müdigkeit während des Tages vorzubeugen. Synthetische Muskelrelaxanzien sind allerdings, was ihre Verträglichkeit anbelangt, nicht unumstritten.

Synthetische Wirkstoffe zur Muskelentspannung können auch die Schmerzempfindlichkeit der Tenderpoints verringern, haben aber meist eine Vielzahl von Nebenwirkungen.

Lokale Schmerztherapie

Konservativ erfolgt eine gezielte örtliche Schmerzbehandlung durch die direkte Injektion von Cortison oder eines Mittels zur örtlichen Betäubung an die Schmerzpunkte. Je nach Schweregrad der Schmerzen sind auch Injektionen möglich, bei denen sowohl der entzündungshemmende Wirkstoff als auch eine angepasste Dosis des Anästhetikums verabreicht werden. Der Sinn einer solchen Therapie ist häufig auch aus Patientensicht fragwürdig.

GANZHEITLICHE FIBROMYALGIE-BEHANDLUNG

Physiotherapie

Jedes Bewegungstraining sollte langsam und vorsichtig begonnen und dabei die individuelle Belastung in kleinen Schritten erhöht werden. Dabei ist auf jeden Fall die Schmerzgrenze zu beachten, und es sollte beim Training zu keinerlei Muskelstress durch ständige Wiederholungen kommen.

In vielen Fällen kann es sich anbieten, zum Beispiel zur Stabilisierung einer degenerierten Wirbelsäulenmuskulatur, schonende Verfahren zur körperlichen Stärkung vorzunehmen. Bei Fehlstatiken der Wirbelsäule etwa empfiehlt sich eine Physiotherapie mit Massagen, Dehnübungen und manueller Lymphdrainage.

Als weitere physiotherapeutische Maßnahmen können Bindegewebsmassagen, Bewegungsbad, Wärmeanwendungen (zum Beispiel Infrarotbehandlung mit Schröpfmassage) oder Reizstrombehandlungen in Frage kommen. Die Entscheidung über die jeweilige Behandlungsform richtet sich stets nach der Befindlichkeit des Patienten und der Stärke seiner Schmerzen.

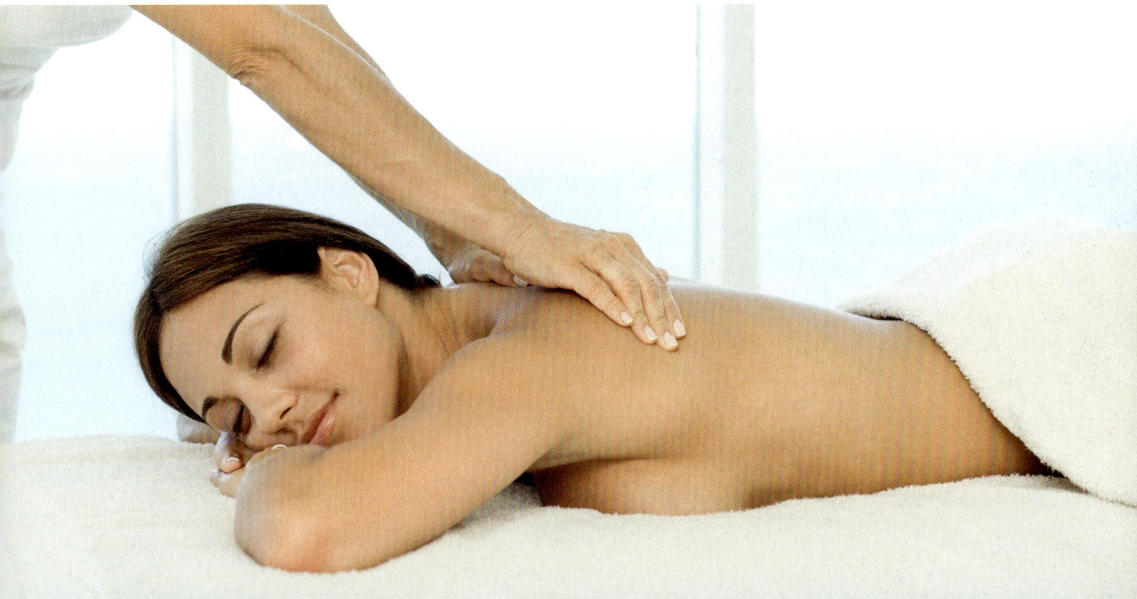

Massagen, Dehnübungen, Lymphdrainage – je nach Befindlichkeit des Patienten können physiotherapeutische Anwendungen einen wichtigen Beitrag zur Linderung der Beschwerden leisten.

FIBROMYALGIE

> **Wichtig zu wissen**
> Durch die reizarme, individuell auf die Schmerzempfindlichkeit des Patienten einstellbare Pulsationstherapie lässt sich eine schonende, aber wirksame Lockerung der Muskulatur erzielen.

Pneumatische Pulsationstherapie

Die Pneumatische Pulsationstherapie (PPT) ist durch rhythmische Unterdruckwellen wirksam. Sie arbeitet mit einer Wiederholungsfrequenz von 200 Pulsationen pro Minute. Die dabei erzeugte Wechselwirkung von Unterdruck und atmosphärischem Druck bringt das Körpergewebe in feine wellenförmige Schwingungen und stimuliert die tieferliegenden Schichten des Gewebes besonders reizarm. Hautirritationen und Blutergüsse werden durch das gewebeschonende Verfahren vermieden.

Diese Besonderheit ist speziell wichtig für die äußerlich sehr empfindlich reagierenden Fibromyalgie-Patienten. Durch die Möglichkeit, die Impulsstärke individuell einzustellen, lässt sich für jeden Patienten eine angenehme und dennoch auch gut wirksame, tiefgreifende Therapie erzielen. Die Behandelten berichten über eine sehr schonende Lockerung der Muskulatur, ohne dass es anschließend zu einer massiven »Erstverschlimmerung« als Reaktion auf die Therapie gekommen wäre.

Wirkungen der PPT auf den Stoffwechsel

Die Wirksamkeit der Pneumatischen Pulsationstherapie liegt in der starken Anregung des Blut- und Lymphkreislaufs.

Mit der erhöhten Zirkulation verbunden ist ein extremer Anstieg verschiedener Stoffwechselvorgänge. So können örtlich angesammelte und festgesetzte Schlacken sowie Schadstoffe gründlich aus dem Gewebe gelöst werden. Sie werden über das Blut und die Lymphflüssigkeit direkt abtransportiert und den Entgiftungs- und Ausscheidungsorganen im Körper zugeführt.

Auf diesem Wege lassen sich beim Fibromyalgie-Patienten auch Triggerpoints auflösen.

Eine begleitende Entgiftungs- und Ausleitungstherapie (siehe Seite 27) unterstützt diese Wirkung effektiv.

Die geistige Leistungsfähigkeit gezielt fördern

Für die Behandlung der Konzentrations- und Gedächtnisschwächen hat die klassische medikamentöse Therapie bisher keine gut verträglichen Rezepte. Es liegt daher nahe, für die Behandlung eine ganzheitliche Herangehensweise zu wählen, die verschiedene Therapieformen zur Besserung des Beschwerdebilds beim Patienten einbezieht.

Nährstoffe für den Hirnstoffwechsel

Zur Verbesserung der Konzentrations- und Gedächtnisleistung hat sich der gezielte Einsatz von Mikronährstoffen – Vitamine, Spurenelemente und bestimmte Aminosäuren – bewährt, die einen positiven Einfluss auf den Hirnstoffwechsel haben. Typische Anwendungsgebiete solcher Vitalstoffe sind Antriebslosigkeit, Abgeschlagenheit und Vergesslichkeit sowie ein Rückgang der Konzentrations- und Lernfähigkeit. Bei Beschwerden dieser Art kann es sich durchaus um frühe Anzeichen einer verminderten geistigen und körperlichen Vitalität handeln.

Die Naturstoffe Cholin und Deanol

Zu den üblichen therapeutischen Ansätzen zählt insbesondere die Stärkung der Nervenfunktionen, ergänzt durch eine Verbesserung der Versorgung mit hirnaktiven Mikronährstoffen. Zu ihnen zählen insbesondere die körpereigenen Naturstoffe Cholin und Deanol.

Bei der Fibromyalgie kommen Vergesslichkeit und Konzentrationsstörungen häufig vor. Die richtigen Vitalstoffe, wie Cholin und Deanol, können hier zur Besserung beitragen.

Cholin ist eine Vorstufe des Nervenbotenstoffs Acetylcholin, der im Gehirn an der Steuerung der Gedächtnisfunktion entscheidend beteiligt ist. Verminderte Acetylcholinspiegel im Gehirn gehen mit einer reduzierten geistigen Leistungsfähigkeit einher. Insbesondere die Gedächtnisleistung kann dann abnehmen.
Eine bewährte Möglichkeit zur Bekämpfung dieser Beschwerden liegt darin, die Verfügbarkeit von Cholin im Gehirn zu erhöhen, damit der Acetylcholinspiegel erst gar nicht allzu weit absinkt. Das ist beispielsweise durch eine erhöhte Zufuhr von Cholin oder auch von dessen unmittelbarer Vorläufersubstanz Deanol möglich.

FIBROMYALGIE

> ### Ein Blick auf die wissenschaftliche Forschung
>
> In einer Anwendungsbeobachtung wurde über zwölf Wochen an 100 Patienten der Effekt geprüft, den die tägliche Einnahme einer festgelegten rezeptfreien Kombination aus Cholin, Deanol, Vitaminen und Mineralstoffen auf Konzentrationsfähigkeit und Gedächtnis hatte. In die Studie waren nur Patienten mit deutlich spürbarer Beeinträchtigung von Gedächtnis und Konzentration aufgenommen worden. Bereits nach sechs Wochen haben sich die Einschränkungen sehr deutlich reduziert: Konzentrationsstörungen, Vergesslichkeit und Lernschwierigkeiten, typische Begleiterscheinungen der Fibromyalgie, besserten sich bei 90 Prozent, körperliche Symptome wie Abgeschlagenheit und Antriebslosigkeit bei 86 Prozent der Patienten. Die Verträglichkeit wurde als sehr gut bezeichnet.

Die direkte Einnahme von Cholin und Deanol ist erfahrungsgemäß sehr gut verträglich und kann insbesondere auch bei Patienten zum Einsatz gebracht werden, die eine naturheilkundliche Behandlung vorziehen. Entsprechende Präparate, die Deanol und Cholin kombiniert enthalten, gibt es ausschließlich in Apotheken.

Nachweisbare Unterstützung der Gehirnfunktionen

Deanol (der Name steht für Dimethylaminoethanol, abgekürzt DMAE) ist eine im Organismus natürlich vorkommende Vorstufe des Cholins. Diese Substanz ist in der Lage, die Blut-Hirn-Schranke zu überwinden. Deanol wird bereits seit vielen Jahren erfolgreich in der Behandlung von reduzierter Agilität sowie von Lern- und Konzentrationsproblemen bei Erwachsenen und Kindern eingesetzt. Auch die körperliche Leistungsfähigkeit wird deutlich gesteigert.

Die orale Einnahme von Deanol hat einen eindeutig nachweisbaren positiven Einfluss auf die Gehirnfunktionen. Dies lässt sich anschaulich mit Hilfe moderner Messverfahren in kontrollierten Studien zeigen.

Einschränkungen der geistigen Leistungsfähigkeit, wie sie als Begleiterscheinungen der Fibromyalgie typisch sind, haben sich in wissenschaftlichen Studien deutlich gebessert.

Therapiemöglichkeiten

Mit naturheilkundlichen Mitteln lässt sich einiges tun, um zur Besserung der Fibromyalgie-Beschwerden beizutragen. Dabei erscheint es sinnvoll, an verschiedenen Bereichen anzusetzen. Dazu gehören in erster Linie eine ausreichende Versorgung mit Nährstoffen, ein gesundes Darmmilieu, ausreichend Bewegung und, vor allem, eine Linderung der Muskelschmerzen, -verspannungen und -krämpfe.

Die Arzneipflanze Chinarinde

Der immergrüne Chinarindenbaum (Chinchona) ist in den Anden des tropischen Südamerika in Höhen zwischen 1000 und 3500 Metern heimisch. Es existieren verschiedene Chinchona-Arten, von denen nur einige wenige zur Gewinnung der Chinarinde angebaut werden.

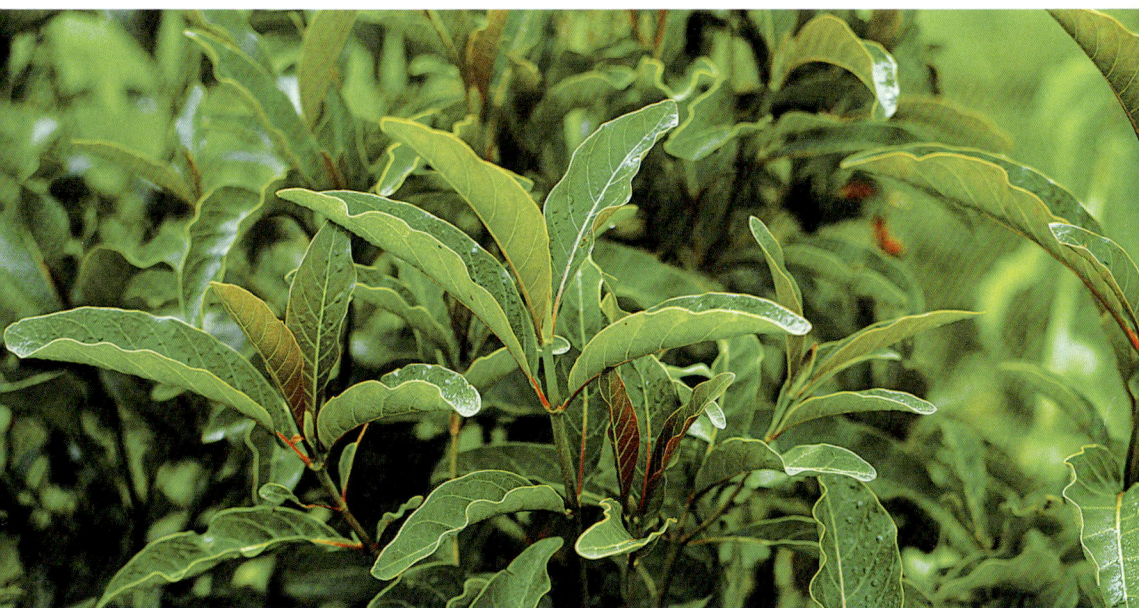

Die Rinde des Chinabaums ist die Quelle von Chinin, einem hochwirksamen Naturstoff gegen Muskelschmerzen und -krämpfe.

FIBROMYALGIE

Kultiviert wird die Pflanze in Plantagen, die sich unter anderem in Ecuador, Guatemala und Bolivien befinden. Die Rinde wird von sechs bis acht Jahre alten Bäumen geerntet. Aus ihr wird ein Alkaloidgemisch extrahiert, die sogenannten China-Alkaloide Chinin, Chinidin, Chinchonin und Chinchonidin. Den ersten beiden kommt dabei die größte therapeutische Bedeutung zu.

> **Wichtig zu wissen**
> Schon seit mehr als 100 Jahren ist die muskelentspannende Wirkung des Chinins bekannt.

Die bekanntesten Eigenschaften des Alkaloids Chinin sind seine fiebersenkenden und schmerzlindernden Wirkungen. Mittlerweile wird Chinin, wie auf Seite 15 erwähnt, vor allem auch gegen Muskelkrämpfe jeglicher Ursache, insbesondere gegen Wadenkrämpfe, eingesetzt.

Anhand von Forschungsergebnissen kristallisierten sich zwei, die Muskelfunktion betreffende, Haupteffekte des Chinins heraus: eine nervenbezogene und eine muskelbezogene Wirkung.

Chinin verringert die Krampfbereitschaft des Muskels

Durch seine Wirkung auf die Nerven verlängert Chinin die Erholungszeit – also die Zeit der Nichtbewegung der einzelnen Muskelfasern – innerhalb der Muskulatur. Die Erholungszeit ist wesentlich daran beteiligt, Muskelkrämpfe zu verhindern.

Und so funktioniert es: Der an den Nervenenden freigesetzte Botenstoff Acetylcholin löst normalerweise am Muskel eine Kontraktion aus. Chinin senkt durch eine direkte Hemmung des Acetylcholins die Erregbarkeit des Muskels und hemmt somit die Reizübertragung von den Nerven auf den Muskel. Es kommen zwar weiterhin Nervenreize am Nervenende an, doch werden sie nicht mehr in vollem Maße weitergeleitet. Die Folge: Der Muskel ist schwieriger erregbar, seine Krampfbereitschaft wird herabgesetzt.

Chinin entspannt den Muskel direkt

Chinin bewirkt einen erhöhten Kaliumeinstrom in die Muskelzelle; die Folge ist eine Muskelentspannung, die durch eine direkte, sehr gut verträgliche Wirkung des Chinins am peripher verkrampften Muskel eingeleitet wurde und somit nicht zentral im Gehirn angreift. Entsprechende Präparate sind daher rezeptfrei in Apotheken erhältlich.

Chininsulfat zur begleitenden Anwendung bei Fibromyalgie

Die Medizin geht davon aus, dass Muskelverspannungen entscheidend zu den Fibromyalgie-Schmerzen beitragen. Daher ist es sinnvoll, muskelentspannende Wirkstoffe (sogenannte Muskelrelaxanzien), zu denen auch das Chinin gehört, zur Behandlung einzusetzen. Chinin kommt in der Behandlung von Muskel- und Wadenkrämpfen in Form seines Sulfatsalzes zur Anwendung. In einer klinischen Studie mit einem chininsulfathaltigen Arzneimittel konnte die zuverlässige Reduktion von Muskelkrämpfen, insbesondere von nächtlichen Wadenkrämpfen, nachgewiesen werden. Die klinische Erfahrung zeigt auch, dass bei einer regelmäßigen Einnahme von Chininsulfat ein vorbeugender Effekt aufgebaut werden kann – und dass es sich durch eine ausgesprochen gute Verträglichkeit auszeichnet.

Gute Behandlungserfolge machen Mut

In einer Untersuchung an 105 Fibromyalgie-Patienten, die häufig unter Muskel-, insbesondere Wadenkrämpfen litten, wurden nach fünfwöchiger Gabe von Chininsulfat (1–2 Tabletten à 200 mg Chininsulfat täglich) ausgeprägte positive Effekte nachgewiesen. Deutlich reduzierten sich Muskelschmerzen, die Zahl der Tenderpoints, das Auftreten von Wadenkrämpfen, die Beschwerden des Restless Legs Syndroms und auch die Schlafstörungen.
Nebenwirkungen waren in keinem Fall aufgetreten.

Positive Erfahrungen aus der Forschung

Weniger Schmerzen, besser schlafen
Zu Beginn der Studie lag der Anteil der Patienten, die an moderaten bis starken Muskelschmerzen an beiden Körperhälften litten, bei 93 Prozent. Dieser Anteil war nach fünfwöchiger Einnahme von Chininsulfat auf 20 Prozent zurückgegangen. Die Intensität der Schmerzen ließ den Studienergebnissen zufolge im Durchschnitt um rund 50 Prozent nach und eröffnet so der naturheilkundlichen Therapie ganz neue Perspektiven.

FIBROMYALGIE

Geringere Zahl von Schmerzpunkten

Unter der Behandlung verringerte sich die Zahl der Schmerzpunkte deutlich: Wiesen die Patienten anfangs noch durchschnittlich 13 Tenderpoints auf, hatten nach der Therapie 96 von 105 Patienten (91,4 Prozent) nur noch ein bis zehn Tenderpoints (wobei ab hier dann die diagnostischen Voraussetzungen – mindestens elf von 18 definierten Tenderpoints – für das Vorliegen einer Fibromyalgie fehlen).

Im Durchschnitt lag die Zahl der Tenderpoints nach der Behandlung bei 6,7, was einer Verbesserungsrate von fast 50 Prozent entspricht.

> **Wichtig zu wissen**
> Bei den meisten Hauptsymptomen der Fibromyalgie zeigte sich in der wissenschaftlichen Untersuchung eine deutliche Besserung.

Wieder durchschlafen können

Mittelschwere bis schwere Schlafstörungen lagen zu Beginn der Studie bei ausnahmslos allen Patienten vor. Dagegen gaben zum Zeitpunkt der Abschlussuntersuchung 28 Prozent der Teilnehmer an, nun überhaupt keine Schlafstörungen mehr zu haben, und weitere 46 Prozent erwähnten eine nur noch leichte Ausprägung.

Mehr als drei Viertel aller Patienten profitierten somit enorm von der Chininsulfat-Therapie, was sich in einer deutlichen Verbesserung ihrer Schlafqualität niederschlug.

Kaum noch Wadenkrämpfe

Patienten mit Wadenkrämpfen, und das war das eigentliche Ziel der Untersuchung, sprachen auf Chininsulfat besonders gut an.

Während zu Beginn der Studie 73 Patienten unter zwei bis drei Anfällen von Wadenkrämpfen pro Woche litten und 32 weitere gar vier bis sieben Krampfanfälle angaben, berichtete nach der fünfwöchigen Einnahme von Chininsulfat nur noch ein Patient über eine Häufigkeit von vier Anfällen, sechs weitere Patienten gaben noch drei Anfälle pro Woche an.

Bei allen anderen Patienten war das Symptom nach der fünfwöchigen Behandlung entweder völlig verschwunden oder hatte sich auf lediglich noch ein bis zwei Anfälle pro Woche reduziert, was einer Verbesserungsrate von 72 Prozent entspricht.

THERAPIEMÖGLICHKEITEN

Weniger Unruhe in den Beinen
Auch eine typische Begleiterscheinung der Fibromyalgie ist das Restless Legs Syndrom (siehe Seite 79). Die Symptomatik verbesserte sich um durchschnittlich 60 Prozent.

Wirksam und frei von Nebenwirkungen

86 Prozent der Ärzte und 85 Prozent der Patienten beurteilten die Wirkung der Chininsulfat-Behandlung mit »gut« bis »sehr gut«. Ähnlich positiv fiel das Urteil zur Verträglichkeit aus, die von den Ärzten zu 96 Prozent und von den Patienten zu 97 Prozent als »gut« bis »sehr gut« bewertet wurde. Nebenwirkungen waren in keinem Fall aufgetreten.

> **Dosierung von Chininsulfat**
>
> Chinin in Form seines Sulfatsalzes wird in der Schulmedizin vornehmlich zur Behandlung von Muskel- und Wadenkrämpfen eingesetzt. Die empfohlene Dosierung beträgt eine Tablette Chininsulfat (200 mg, rezeptfrei, Apotheke) zum Abendessen. Eine weitere soll je nach Bedarf kurz vor dem Zubettgehen eingenommen werden. So kann insbesondere den zum Teil sehr schmerzhaften nächtlichen Wadenkrämpfen effektiv vorgebeugt werden. Über welchen Zeitraum die Therapie mit Chininsulfat erfolgt, ist vom Schweregrad der Muskelkrämpfe abhängig und sollte mit einem Therapeuten besprochen werden.

Beinwell zur äußerlichen Anwendung

Zur Linderung akuter Muskelschmerzen und Verspannungen, wie sie den Fibromyalgie-Patienten geläufig sind, können zusätzlich Einreibungen mit einer Trauma-Beinwellcreme gute Dienste leisten.
Auch zu diesem arzneipflanzlichen Heilmittel liegen sehr aussagekräftige klinische Daten vor, die seine Wirksamkeit bestätigen, weshalb es in der naturheilkundlichen Praxis gerne eingesetzt wird (weitere Informationen zum Trauma-Beinwell siehe Seite 21).

Behandlungsmöglichkeiten der Vitalstoffmedizin

Die Vitalstoffmedizin geht davon aus, dass wir Menschen in den industrialisierten Gesellschaften nicht mehr genügend lebenswichtige Nährstoffe (»Vitalstoffe«) mit der Nahrung zu uns nehmen. Unsere Lebensgewohnheiten sorgen dafür, dass wir mit Vitalstoffen unterversorgt sind, was durch eine kurzzeitige oder regelmäßige Nahrungsergänzung ausgeglichen werden sollte. Beachten Sie aber bitte auch die Ernährungshinweise auf den Seiten 67 bis 71).

Magnesium
Magnesium wirkt beruhigend auf das zentrale und peripher-vegetative Nervensystem, sichert die entspannende Muskelfunktion und beugt Muskelkrämpfen, -spasmen und -zittern vor.

Tryptophan
5-Hydroxy-L-Tryptophan ist eine Vorläufersubstanz für Serotonin. In zwei Studien hatten Fibromyalgie-Patienten dreimal täglich je 100 Milligramm Tryptophan eingenommen. Zahlreiche Patienten berichteten über eine deutliche Besserung ihrer Schmerzen. Tryptophan muss mindestens sechs bis zehn Wochen eingenommen werden, bevor eine Wirkung feststellbar ist.

L-Carnitin
L-Carnitin erhöht die Muskelkraft und körperliche Ausdauer und kann Herz-Kreislauf-Erkrankungen und Nervenstörungen vorbeugen.

Omega-3-Fettsäuren
Omega-3-Fettsäuren verbessern die Fließeigenschaften des Blutes und sorgen somit für eine bessere Versorgung und Entsorgung des Muskels.

Enzymtherapie

Die Enzymtherapie stellt bei zahlreichen Erkrankungen des Bewegungsapparats eine gute zusätzliche therapeutische Möglichkeit durch Immunkomplexabbau, Durchblutungsförderung und Schwellungsminderung dar.

Akupunktur

Auch aus der Sicht der Akupunktur stellt sich das Fibromyalgie-Syndrom als sehr komplex dar. Erst einmal deuten der lange Verlauf, der ausstrahlende Charakter der Schmerzen und der Schwindel sowie die Missempfindungen unter anderem auf eine Schwäche oder auch einen Mangel an Blut und Qi. Die Beschwerden im Unterbauch und im Verlauf des Blasen- und Nierenmeridians verweisen auf das Organ Niere. Deshalb werden die entsprechenden Meridiane mit Akupunktur behandelt.

Biochemie

Magnesium phosphoricum, in der Potenz D6 soll die Muskulatur beruhigen und den Schlaf fördern. Das Mittel trägt innerhalb der Schüssler-Salze die Nummer sieben, daher der Name für die Einnahmeweise als »heiße Sieben«: Und so geht es: Zehn Tabletten werden auf einmal in heißem Wasser aufgelöst und schluckweise getrunken. Aussagekräftige Studien liegen bisher allerdings nicht vor.

Ernährung

Obwohl sie bereits bei vielen Menschen stärker in das Bewusstsein gerückt ist, wird die gesunde Ernährung immer noch zu wenig berücksichtigt. Gerade bei chronischen Erkrankungen wie der Fibromyalgie gehört die Ernährung absolut mit in das Therapiekonzept. Eine gesunde und naturbelassene Nahrung unterstützt das Immunsystem und die Regenerationskräfte des Körpers.

Tryptophanreiche Nahrung ist wichtig bei Schmerzen

Tryptophan ist die Aminosäure, die in unserer Nahrung am wenigsten vorkommt. Da Fibromyalgie-Patienten auch sehr oft unter dem sogenannten Reizdarmsyndrom leiden, wird die Aufnahme des Tryptophans aus der Nahrung zusätzlich erschwert, weshalb durchaus therapeutisch oft Mengen von 0,5 bis 3 Gramm gegeben werden müssen. Der tägliche Bedarf eines Gesunden liegt bei 3,5 Milligramm pro Kilogramm Körpergewicht.

FIBROMYALGIE

Tryptophan gehört zu den Aminosäuren, die der Körper nicht selber bereitstellen kann, das heißt, sie muss ihm über die Nahrung zugeführt werden. Sie wird zum Aufbau von Zelleiweiß benötigt und stellt auch die Vorläufersubstanz für den Nervenbotenstoff Serotonin dar.

Serotonin ist eine Verbindung, die eine wichtige Rolle bei der Übermittlung von Nervenimpulsen spielt. Fibromyalgie-Patienten weisen oft einen zu niedrigen Serotoninspiegel auf, woraus sich auf Dauer eine niedrige Schmerzschwelle beziehungsweise eine erhöhte Schmerzempfindlichkeit entwickelt.

Tryptophan braucht der Körper, um Serotonin herzustellen. Zu den Laborbefunden von Fibromyalgie-Patienten gehört meist ein zu niedriger Serotoninspiegel.

Weil das Serotonin im Körper als Vorläufersubstanz die Aminosäure Tryptophan braucht, ist es wichtig, auf eine tryptophanhaltige Ernährung zu achten. Durch die Aufnahme von Kohlenhydraten aus der Nahrung (Kartoffeln, Reis, Brot usw.) wird der optimale Transport des Tryptophans ermöglicht und somit die Serotoninbildung verbessert. Eiweißreiche Nahrung (z. B. Schweinefleisch) ist in dieser Hinsicht eher ungüstig, weil sie die Tryptophanaufnahme im Gehirn reduziert und damit natürlich auch die anschließende Serotoninbildung.

Für die Produktion von Serotonin aus Tryptophan ist auch auf eine ausreichende Menge von Vitamin B_6 und Vitamin B_2 zu achten.

Tryptophanhaltige Nahrungsmittel

100 g Cashew-Nüsse	450 mg
100 g Kalbsfilet	350 mg
100 g Sonnenblumenkerne	310 mg
100 g Thunfisch	300 mg
100 g Huhn	270 mg
100 g Rinderfilet	260 mg
100 g Haferflocken	190 mg
1 mittleres Hühnerei	165 mg
50 g Weizenkeime	165 mg
30 g Emmentaler Käse	150 mg

THERAPIEMÖGLICHKEITEN

Magnesium unterstützt die Muskelentspannung

Magnesium wirkt beruhigend auf das zentrale und das vegetative, nicht von uns kontrollierbare Nervensystem, sichert die entspannende Muskelfunktion und beugt Muskelkrämpfen und -zittern vor.
Die empfohlene tägliche Magnesiumzufuhr liegt für Frauen bei 300 Milligramm und für Männer bei 350 Milligramm.

Magnesiumreiche Nahrungsmittel

100 g Sojamehl	245 mg
100 g Gerste oder unpolierter Reis	160 mg
25 g Weizenkleie	145–150 mg
100 g Schokolade	80–100 mg
100 g Weizenvollkornbrot	90 mg
200 ml magnesiumreiches Mineralwasser	80–120 mg

L-Carnitin unterstützt die Schmerzbekämpfung

L-Carnitin ist eine körpereigene Substanz, hauptsächlich in der Skelettmuskulatur. Es erhöht Muskelkraft und körperliche Ausdauer, verhindert schnelle Ermüdung und kann, wie bereits erwähnt, Herz-Kreislauf-Erkrankungen und Nervenstörungen vorbeugen. Aufgrund seiner durchblutungsfördernden Eigenschaften werden störende Stoffwechselendprodukte schneller abtransportiert. Schmerzen nach Muskelbelastungen können daher durch L-Carnitin behoben werden.

Nahrungsmittel mit hohem Anteil an L-Carnitin

100 g Lammfleisch	210 mg
100 g Rindfleisch	60 mg
100 g Schweinefleisch	30 mg
100 g Huhn	7,5 mg
0,1 l Vollmilch	2 mg

Tierische Nahrungsmittel sind im Gegensatz zu pflanzlichen Lebensmitteln reich an L-Carnitin. Gemüse, Früchte und Cerealien enthalten sehr geringe, kaum messbare L-Carnitin-Mengen.

Eine durchschnittliche Ernährung mit Fleisch, Milch und Eiern liefert ungefähr 100 bis 300 Milligramm L-Carnitin pro Tag.

Gesundheit aus dem Meer: Omega-3-Fettsäuren

Omega-3-Fettsäuren verbessern die Fließeigenschaften des Blutes und sorgen somit für eine bessere Versorgung und Entsorgung des Muskels, zudem führen sie zu einer Reduktion der Entzündungsneigung.

Reich an Omega-3-Fettsäuren sind Fische wie zum Beispiel Hering, Heilbutt, Thunfisch, Lachs und Makrele, aber auch Muscheln, vor allem Miesmuscheln. Für diejenigen, die Fisch nicht mögen, gibt es auch spezielle Omega-3-Fischölkapseln (rezeptfrei in der Apotheke).

Arachidonsäure meiden

Bei entzündlich-rheumatischen Erkrankungen, aber auch beim Fibromyalgie-Syndrom, hat sich eine fleischarme Ernährung bewährt. Entzündungen, Schwellungen und damit auch Schmerzen werden nämlich sehr häufig durch die im Fleisch vorkommende Arachidonsäure (eine mehrfach ungesättigte Fettsäure) gefördert. Auf Fleisch sollte aber dennoch nicht gänzlich verzichtet werden, da es sonst zu einem Mangel an L-Carnitin kommen kann, das für die Schmerzbekämpfung wertvoll ist. Hier gilt das Motto: »Lieber seltener, aber dafür hochwertiger.« Zum Beispiel enthalten 100 Gramm Rindfleisch nur 70 Milligramm und 100 Gramm Kalbfleisch nur 53 Milligramm Arachidonsäure.

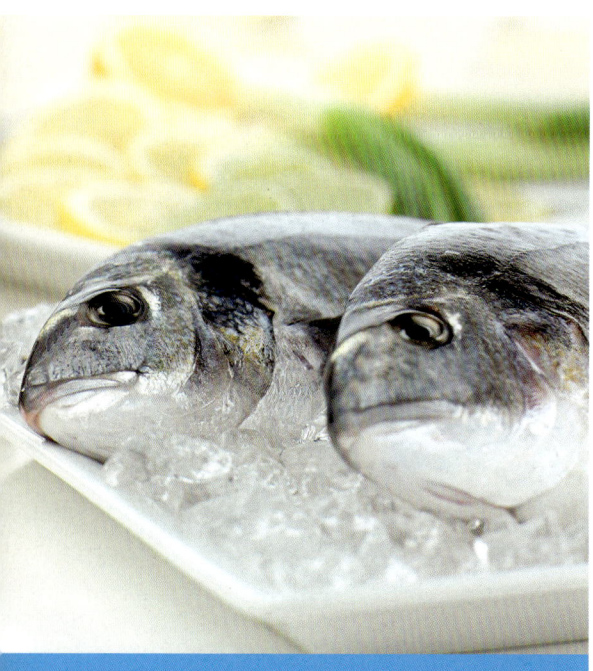

Die lebenswichtigen Omega-3-Fettsäuren, wie sie in Seefischen vorkommen, verbessern die Fließeigenschaften des Blutes.

THERAPIEMÖGLICHKEITEN

Nahrungsmittel mit hohem Gehalt an Arachidonsäure	
100 g Schweineschmalz	1700 mg
100 g Schweineleber	870 mg
100 g Leberwurst	230 mg
100 g Schweinefleisch	120 mg
100 g Eigelb	297 mg

Mit der in Industrienationen üblichen Kost werden normalerweise täglich 300 Milligramm Arachidonsäure zugeführt. Demgegenüber liegt der Verbrauch jedoch unter einem Milligramm, so dass jede diese Menge übersteigende Zufuhr zur Ablagerung von Arachidonsäure in Körperzellen führt – für Menschen mit chronischen Schmerzsymptomen eine äußerst ungünstige Ernährung.

Auf ein gesundes Darmmilieu achten

Ein hoher Prozentsatz chronischer Erkrankungen hat eine ihrer Ursachen in einer gestörten Darmflora. Man kann heute davon ausgehen, dass bei rund 80 Prozent der Menschen eine Störung der Darmflora vorliegt, die mehr oder weniger stark ausgeprägt sein kann. Dies wiederum fördert chronische Müdigkeit, Kopfschmerzen, Durchfall, Verstopfung, kalte Hände und Füße, Gedächtnisstörungen, Depressionen und neuralgische Schmerzen; die Folgen können bis hin zu schweren Stoffwechselstörungen reichen.

Darmpilzerkrankungen und ihre Folgen

Innerhalb dieser Darmflorastörungen sind es vor allem die Darmpilzerkrankungen, die in den letzten Jahrzehnten an Häufigkeit zugenommen haben. Man findet bei 60 bis 70 Prozent der chronisch kranken Patienten wie zum Beispiel Allergikern, Neurodermitikern, Asthmatikern oder Fibromyalgie-Patienten einen Stuhlbefall mit Candida albicans, einem Darmpilz, der schwerwiegende Folgen auslösen kann, wenn er sich übermäßig verbreitet.
Die körpereigene Immunabwehr gilt als bester Infektionsschutz gegen Pilze. Manchmal funktioniert diese Abwehr jedoch nicht optimal. Inwieweit wir sel-

FIBROMYALGIE

ber durch Rauchen, mangelnde Hygiene und mittels unserer psychischen Konstitution die körpereigene Immunabwehr verringern, ist nach wie vor Gegenstand vieler Diskussionen, aber der Einfluss des Lebenswandels auf die Funktionsfähigkeit des Immunsystems ist sicherlich nicht zu unterschätzen.

Zusätzlich kann die Barrierefunktion der physiologischen Darmflora herabgesetzt sein. Das geschieht unter anderem durch krank machende, aggressive Mikroorganismen, nach Gabe von Antibiotika und durch drastische Fehlernährung.

Durch diese Faktoren wird das ökologische System innerhalb des Darms empfindlich gestört und verliert seine schützenden Eigenschaften.

In den letzten Jahren wurden Darmpilzerkrankungen und eine daraus resultierende kranke Darmflora gerade in der ganzheitlich orientierten Naturheilkunde für eine Vielzahl weiterer Krankheitsbilder verantwortlich gemacht: immer wiederkehrende Harnwegsinfekte (vor allem bei Frauen), allergische Erkrankungen, chronische Hautkrankheiten, rheumatische Erkrankungen, chronische Muskelerkrankungen (z. B. Fibromyalgie), Haarausfall, asthmatische Erkrankungen, Reizdarmsyndrom, Morbus Crohn und Colitis ulcerosa (entzündliche Darmerkrankungen), und auch für eine hohe Infektanfälligkeit (gerade bei Kindern).

Um derartigen chronischen Prozessen entgegenzuwirken und vorzubeugen, gehören zu einer erfolgreichen Basisregulation eine Entgiftungs- und Ausleitungstherapie (siehe Seite 27), eine Regulation des Säure-Basen-Haushalts (siehe Seite 23) sowie eine Darmsanierung.

Die natürliche Darmflora fördern

Sofort nach der Geburt kommen Neugeborene in Kontakt mit Mikroorganismen der Mutter und aus der Umgebung. Sie siedeln sich auf der Haut und auf allen Schleimhäuten (z. B. im Mund, im Magen-Darm-Trakt, im Genitalbereich) an. Im Darm bilden diese Mikroorganismen die Grundlage für die natürliche Darmflora. Sie hat eine Vielzahl von lebensnotwendigen Effekten auf unseren Körper:

> **Wichtig zu wissen**
> Nur eine intakte Darmflora schützt vor einer Überwucherung mit Pilzen. Deshalb ist es wichtig, auf ein gesundes Darmmilieu zu achten.

- Sie schützt den Körper vor krank machenden Mikroorganismen.
- Sie trainiert unser körpereigenes Immunsystem.
- Sie liefert Energie für die Zellen der Darmschleimhaut.

Der Darm ist das größte Organ der Abwehr in unserem Körper. Einen Teil dieses Abwehrorgans stellt die Darmwand selbst dar. Sie bildet einen Schutzschild, den fremde Bakterien nur schwer durchdringen können. Zudem beinhaltet sie einen wichtigen Teil des Immunsystems: An der Darmwand tritt die Darmflora andauernd in Kontakt mit dem Immunsystem. Dadurch werden die Abwehrkräfte des Körpers ständig trainiert. Ohne dieses Training wären die Immunzellen nicht auf die Abwehr von Krankheitserregern vorbereitet. Für ein funktionierendes Immunsystem ist die gesunde Darmflora also unbedingt erforderlich.

> **Wichtig zu wissen**
> Die Darmflora »trainiert« das Immunsystem, übernimmt aber auch selbst bestimmte Abwehraufgaben.

Eine intakte »Darmbarriere« gegen Infektionskeime

Einen ebenso wichtigen Teil der Abwehr übernehmen die Mikroorganismen selbst. Sie bilden eine Schicht, die auf der Darmschleimhaut liegt und die verhindert, dass fremde Bakterien in den Körper eindringen können. Durch den Verbrauch von Sauerstoff und Nährstoffen und durch die Besetzung des Lebensraums hindert die Darmflora fremde Bakterien an der Ansiedlung und verdrängt sie wieder aus dem Darm.

Durch all diese Faktoren trägt die gesunde Darmflora dazu bei, die Barrierefunktion der Darmschleimhaut zu stabilisieren. Ist die Darmbarriere intakt, können sich Infektionskeime in unserem Magen-Darm-Trakt nicht festsetzen, sondern werden mit dem Stuhl ausgeschieden, ohne dass sie ihr krank machendes Potenzial zur Geltung bringen können. Kommt es aber zu Störungen der Darmflora, zum Beispiel durch Medikamente (Antibiotika, Cortison usw.), Giftstoffe, falsche Ernährung mit zu viel Zucker, Fetten und künstlichen Zusätzen, aber auch durch einen Mangel an Vitaminen, Mineralstoffen, Spurenelementen oder Ballaststoffen, gelangen körperfremde Stoffe in das Körperinnere, und das Immunsystem schüttet entzündungsfördernde Stoffe aus. Damit erhöht sich die Entzündungs- und Schmerzbereitschaft des Körpers.

Erhöhtes Schmerzrisiko durch eine überlastete Leber

Durch die krankhafte Veränderung der Darmflora kommt es aber auch zur Ausbildung eines sogenannten Gärungsstoffwechsels. Als Folge entstehen Gasansammlungen, und es kommt zur Bildung von giftigen Produkten, die wiederum die Leber schädigen können. Damit kommt die Leber auf Dauer ihrer wichtigen Entgiftungs- und Regulationsfunktion, auch in Bezug auf den Säure-Basen-Haushalt, immer weniger nach, wodurch sich dauerhaft der Schmerzzustand eines Fibromyalgie-Patienten verschlechtern kann. Deshalb sollte man sogenannte probiotische Lebensmittel (z. B. mit Milchsäure- und Bifidobakterien angereicherte Joghurts) in seinen täglichen Ernährungsplan mit einfließen lassen oder – meist hochdosiert und gezielt einsetzbar – als Arzneimittel beziehungsweise Nahrungsergänzungsmittel (rezeptfrei in der Apotheke) zu sich nehmen.

> **Wichtig zu wissen**
> Probiotische Lebensmittel (z. B. entsprechende Joghurts) sollten täglich auf dem Speiseplan stehen.

Auf leichtverdauliche Nahrungsmittel achten

Des weiteren sollte auf eine darmfreundliche, das heißt: auf eine leichtverdauliche, Vollwertkost geachtet werden. Schwerverdaulich sind Lebensmittel, die einen hohen beziehungsweise konzentrierten Anteil an Eiweiß, Kohlenhydraten oder Fett haben. Die sogenannte Hausmannskost, das Essen an der Imbissbude, Ernährung aus der Kantine, Nudelgerichte oder die Pizza beim Italiener sowie deftige Grillplatten können leicht die Kapazität unserer Verdauungsorgane übersteigen.

Wenn Sie die im Folgenden aufgeführten Ernährungshinweise beachten, können Sie mit hoher Wahrscheinlichkeit allein durch eine Ernährungsumstellung bereits eine spürbare Steigerung der Lebensqualität innerhalb des Krankheitsbildes Fibromyalgie erreichen.

Ballaststoffreiche Ernährung

Ballaststoffe kommen nur in pflanzlichen Lebensmitteln vor. Wenn Sie den Anteil pflanzlicher Nahrung erhöhen, nehmen Sie also automatisch mehr Ballaststoffe auf. Essen Sie deshalb reichlich frisches Obst und Gemüse sowie möglichst viele Vollkornprodukte.

Wie Sie Ihre Mahlzeiten »physiologischer« gestalten

- Qualität statt Menge
- das Sättigungsgefühl beachten
- die Speisen gut durchkauen
- langsam essen
- kleine Mahlzeiten über den Tag verteilen
- »leichte« Hauptmahlzeiten mit bis zu 60 Prozent Salat- und Gemüseanteil zu sich nehmen
- die Häufigkeit »schwerer« Mahlzeiten, das heißt Fleisch/Fisch/Ei mit Kartoffeln/Reis/Nudeln, Eintöpfe mit Fleisch/Wurst einschränken
- auf maßvollen Genuss von tierischem Eiweiß achten
- bewusst und sparsam mit Zucker umgehen
- auf versteckte Zucker achten
- sparsam mit Fetten umgehen
- Obst möglichst als rohes Nahrungsmittel und als alleinige Mahlzeit essen
- Nahrung so zubereiten, dass die Verdauungsdrüsen gut angeregt werden, zum Beispiel mit Gewürzen und Kräutern
- täglich milchsäurebildende (»probiotische«) Bakterien in Form von Lebensmitteln oder Getränken zu sich nehmen: 2- bis 3-mal 100 Gramm Naturjoghurt oder ein bis zwei Gläser Brottrunk oder Sauerkrautsaft; zu empfehlen sind alternativ aber auch Quark, Kefir, Dickmilch oder Sauermilch

Eine an Ballaststoffen reiche Mahlzeit sättigt schneller, und die Sättigung hält länger an. Ballaststoffe werden im Dickdarm von »guten« Darmbakterien vergoren und sorgen so für eine gesunde Darmflora. Eine ballaststoffreiche Nahrung führt nicht nur automatisch zu einem größeren Stuhlvolumen, sie kann auch wie ein Schwamm mehr Wasser im Stuhl zurückhalten. Deshalb ist es wichtig, reichlich zu trinken, wenn Ballaststoffe gegessen werden. Ohne zusätzliche Flüssigkeit würde der Darminhalt sonst noch mehr verhärten. Eine ausgewogene Ernährung ist das A und O für einen gesunden Darm.

FIBROMYALGIE

Verdauungsproblemen von Grund auf entgegenwirken

Für Menschen, die generell unter starken Problemen mit der Verdauung zu leiden haben – und hierzu gehören häufig auch Fibromyalgie-Patienten –, hält die Natur eine spezielle Arzneipflanze bereit: die Königsartischocke. Die in ihr enthaltenen Stoffe haben sich als höchst wirksam gegen Verdauungsbeschwerden erwiesen. Auch ausgeprägte leberschützende Eigenschaften konnten nachgewiesen werden. Kaum eine andere Arzneipflanze weist ein vergleichbar breites, ähnlich gut untersuchtes Wirkspektrum auf.

Essen Sie reichlich frisches Obst und Gemüse sowie Vollkornprodukte. Und denken Sie daran, ausreichend Flüssigkeit zu sich zu nehmen, am besten magnesiumreiches Mineralwasser.

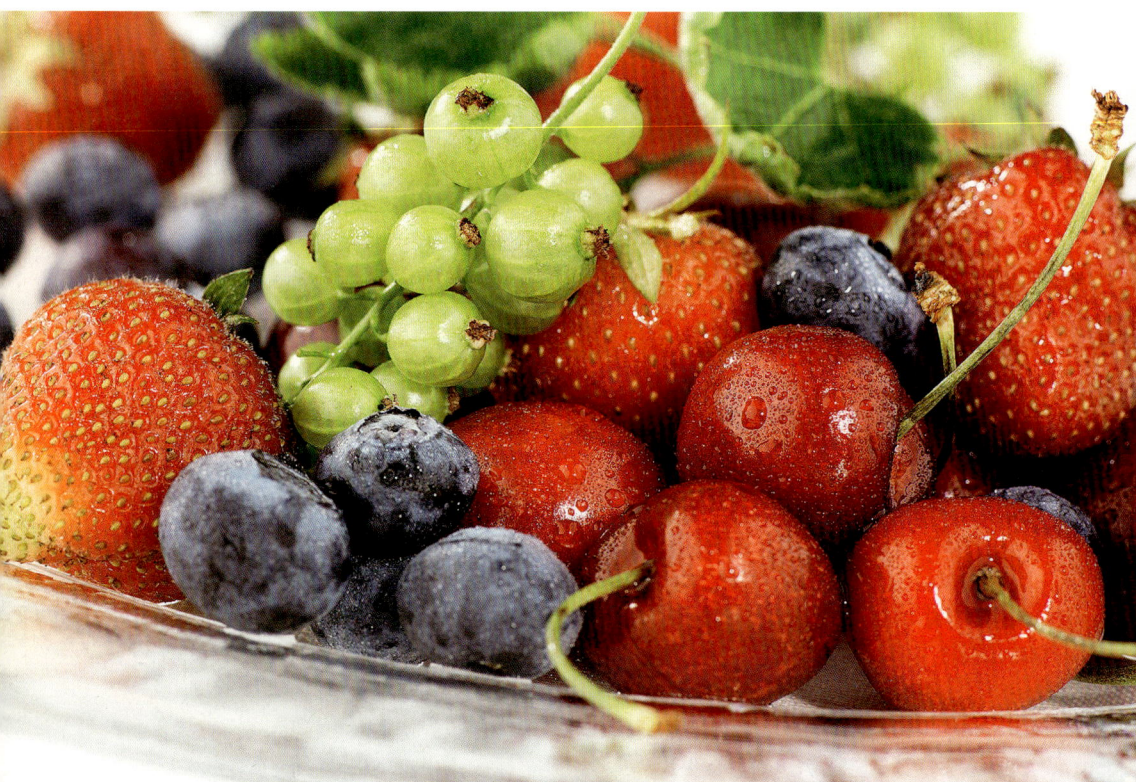

Eine ballaststoffreiche Ernährung mit viel Obst und Gemüse ist gerade für Fibromyalgie-Patienten besonders zu empfehlen.

Die Königsartischocke – Heilpflanze für Galle, Darm und Leber

Zahlreiche wissenschaftliche Untersuchungen konnten zeigen, dass sich mit hochdosiertem Artischockenextrakt die Produktion und Ausschüttung von Gallensaft und Verdauungsenzymen stark erhöhen und sich so Blähungen und Völlegefühl höchst effektiv verhindern lassen. Darüber hinaus hat die Artischocke, so das Ergebnis anderer Studien, stark leberschützende und blutfettsenkende Eigenschaften. Doch muss dabei Folgendes unbedingt beachtet werden: Fast alle aussagekräftigen Studien wurden mit einem Spezialextrakt aus den besonders wirkstoffreichen Blättern der Königsartischocke (Kapseln à 320 mg Extrakt, rezeptfrei in der Apotheke) gemacht. Und diese Ergebnisse sind keineswegs auf andere Extrakte zu übertragen. Bei der »Königsartischocke« handelt es sich um eine speziell für arzneiliche Zwecke angebaute Artischockensorte. Entsprechende Präparate sind nur in Apotheken erhältlich. Regelmäßig zur Mahlzeit eingenommen, kann mit diesen Kapseln auch krampfartigen Bauchbeschwerden, Blähbauch und erhöhten Blutfettwerten bei gestörter Fettverdauung effektiv entgegengewirkt werden.

Bleiben Sie in Bewegung

Körperliche Aktivitäten tragen ebenfalls zu einem aktiven Darm bei. Wirksamer als zwei Stunden harter Sport einmal in der Woche ist die tägliche, mäßige Bewegung, zum Beispiel bei einem Spaziergang an frischer Luft oder bei einem leichten, der Befindlichkeit angemessenen, sportlichen Training. Gerade für Fibromyalgie-Patienten, deren körperliche Leistungsfähigkeit von einer häufig schwankenden Tagesform abhängig ist, ist es wichtig, die individuelle Belastbarkeit zu berücksichtigen und sich nicht zu viel zuzumuten. Übertriebener Ehrgeiz ist hier auf jeden Fall fehl am Platz: Es geht darum, eine Verbesserung Ihres Gesundheitszustands zu erreichen, und nicht um sportliche Höchstleistungen!

Regelmäßige Bewegung ist wichtig, aber setzen Sie sich dabei nicht unter Leistungsdruck.

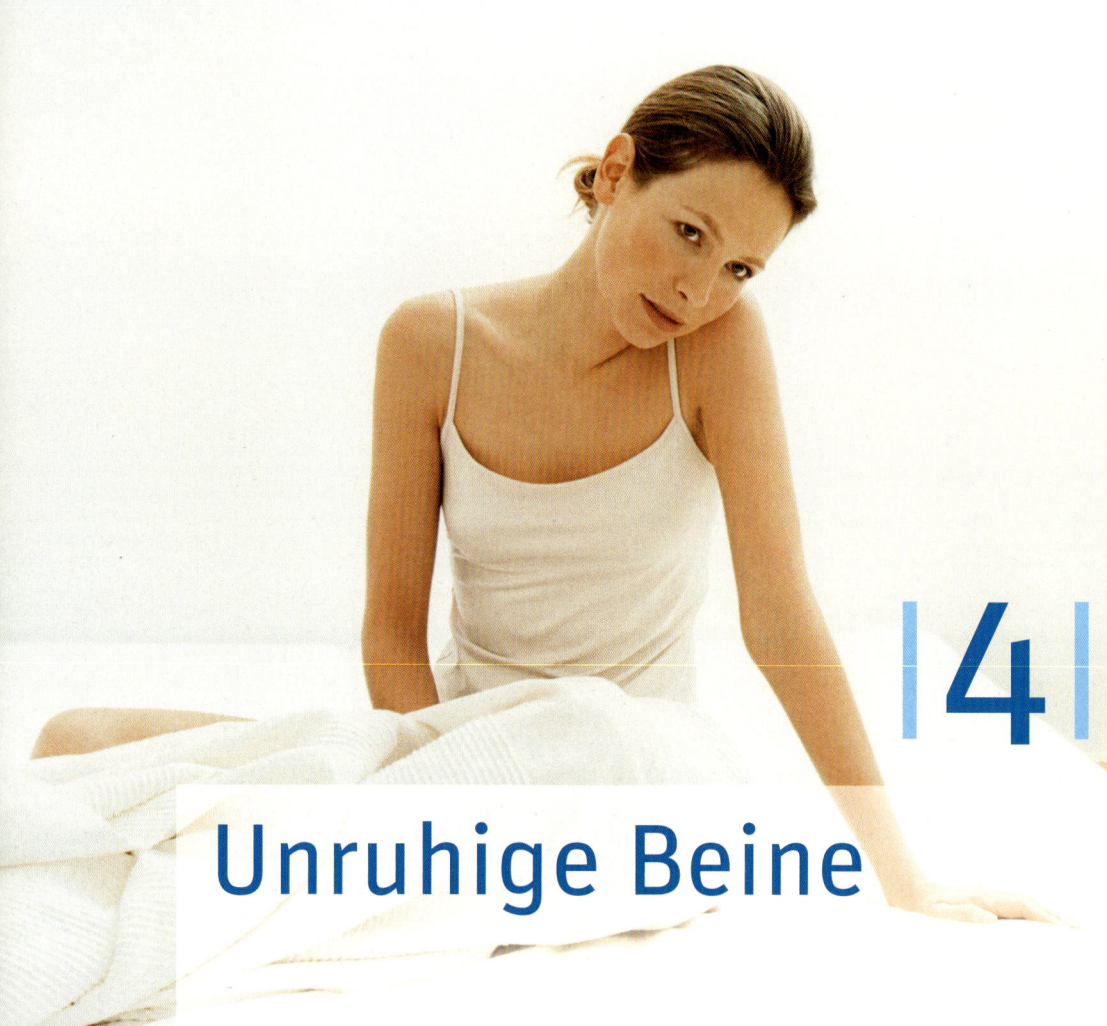

|4| Unruhige Beine

Das Restless Legs Syndrom kommt heutzutage etwa so häufig vor wie der Migräne-Kopfschmerz. Hunderttausende Menschen können nachts kaum schlafen, weil die Beine nicht zur Ruhe kommen.

Das Restless Legs Syndrom (RLS)

Das Krankheitsbild, unter dem bis zu zehn Prozent der deutschen Bevölkerung leiden, betrifft überwiegend Frauen. Und die Statistik belegt: Mit jeder Geburt steigt das Erkrankungsrisiko an. Vermutet wird hierbei ein Zusammenhang zwischen dem Restless Legs Syndrom und Hormonschwankungen, vor allem bei den Geschlechtshormonen.
Sowohl bei Männern als auch bei Frauen steigt die Häufigkeit des Syndroms mit dem Alter an. Etwa 1,3 Prozent und damit etwa 800.000 Menschen hierzulande leiden unter mittleren bis starken Beschwerden, die behandlungsbedürftig sind. Damit ist das RLS als Erkrankung etwa so häufig wie der Migräne-Kopfschmerz.

Wenn die Beine nicht zur Ruhe kommen

Die Erkrankung wurde bereits 1685 von dem englischen Arzt Dr. Thomas Willis sehr zutreffend beschrieben. Die Beschwerden treten vor allem abends und nachts auf: Ziehen, Kribbeln, Brennen und periodisches Zucken in den Beinen sowie ein nicht zu kontrollierender Drang, die Beine zu bewegen, sind die Hauptsymptome, unter denen die Patienten leiden. Ein häufiges Aufstehen und Umhergehen sind die zwangsläufige Folge, an einen erholsamen Schlaf ist oft gar nicht zu denken.
Die Beschwerden können einseitig, beidseitig oder auch wechselnd ausgeprägt sein. Typischerweise treten die tief in den Knochen und Muskeln sitzenden Missempfindungen fünf bis 30 Minuten nach dem Zubettgehen auf.
Die nächtliche Unruhe in den Beinen, selten auch in den Armen, zieht Einschlaf- und Durchschlafstörungen nach sich, die den Patienten tagsüber erschöpft, müde und unkonzentriert machen. Der Schlaf wird ständig unterbrochen, und der Anteil der wichtigen Tiefschlafphasen ist reduziert. Die Schlafqualität und die Erholung durch den Schlaf gehen verloren, die Leistungsfähigkeit nimmt ab.
Neuere Untersuchungen weisen auf Störungen in den Stammganglien des Gehirns und in bestimmten Nervenbahnen zwischen Hirn und Rückenmark hin, die beim Restless Legs Syndrom vorliegen könnten.

> **Die schwierige Suche nach den Ursachen**
>
> Das RLS kann sich als Folgeerscheinung anderer Gesundheitsstörungen entwickeln. Hier kommen vor allem Eisenmangel und auch eine gestörte Nierenfunktion als Ursachen im Hintergrund in Frage. In den Fällen, in denen das RLS als »eigenständige« Erkrankung auftritt, sind die auslösenden Faktoren größtenteils unbekannt.
> In der Forschung wird auch über eine erbliche Veranlagung diskutiert, seitdem bekannt ist, dass sich das Erkrankungsrisiko um das Vier- bis Sechsfache erhöht, wenn in der Familiengeschichte bereits Fälle von RLS aufgetreten sind.

Wie wird das RLS diagnostiziert?

Viele Betroffene suchen keinen Arzt auf, denn sie ahnen nicht, dass sich hinter den Symptomen eine ernst zu nehmende Erkrankung verbergen kann. Umgekehrt sind auch viele Ärzte noch nicht mit dem Restless Legs Syndrom vertraut und stehen dem Leiden ihrer Patienten mit einiger Hilflosigkeit gegenüber. Nur allzu häufig werden die Beschwerden als Stressreaktionen und »Nervosität« und/oder Wadenkrämpfe gedeutet und mit Schlaftabletten oder Beruhigungsmitteln behandelt. Damit aber ist den Patienten nicht geholfen, im Gegenteil: Manche dieser Medikamente können die Symptome der unruhigen Beine sogar verschlimmern.

Darüber klagen RLS-Patienten

Wichtig ist für die Diagnosestellung vor allem die Beschreibung, die die Betroffenen selbst von ihren Beschwerden geben. Wenn die folgenden vier Aussagen zutreffen, ist die Wahrscheinlichkeit groß, dass ein Restless Legs Syndrom vorliegt:
- Ich kann nicht schlafen.
- Ich habe Beinkrämpfe.
- Meine Beine sind unruhig.
- Unbehagen in den Beinen zwingt mich, aufzustehen.

Diese Beschreibungen entsprechen den vier klinischen Kriterien, nach denen die Diagnose gestellt wird:
- Bewegungsdrang der Beine, begleitet von einem unangenehmen Gefühl, selten sind auch die Arme oder andere Körperpartien betroffen.
- Die Symptome beginnen und verschlechtern sich im Ruhezustand.
- Die Symptome bessern sich teilweise oder vollständig durch Bewegung, zumindest solange die körperliche Aktivität anhält.
- Die Beschwerden sind am Abend oder nachts schlimmer als während des Tages.

Das sollte der Patient über RLS wissen

RLS ist eine fortschreitende Erkrankung. Die mit ihr verbundenen Beschwerden machen ab einem gewissen Stadium eine regelmäßige Medikamenteneinnahme erforderlich.
RLS ist nicht die Vorstufe einer weiteren gravierenden Erkrankung (aus ihr entwickelt sich zum Beispiel nicht die Parkinson-Krankheit, wie manche befürchten).
RLS verkürzt auch nicht die Lebenserwartung.

Aktimetrie zur Diagnosestellung

Die Aktimetrie ist eine Messmethode zur Erfassung von Beinbewegungen, die auch für den Einsatz bei RLS-Patienten geeignet sein kann. Hierfür wurde speziell ein (tragbares) Gerät entwickelt, das über einen Zeitraum von drei bis fünf Nächten die Beinbewegungen der Patienten registriert. An den Füßen angebrachte Senoren melden dem Gerät die Bewegungen, und die Auswertung der Messwerte erfolgt idealerweise im Zusammenhang mit einem »Schlaftagebuch«, das der Patient führen sollte. So lässt sich ein recht zuverlässiger Anhaltspunkt dafür finden, wie stark die messbare Ruhelosigkeit der Beine das Schlafempfinden beeinträchtigt.
Dieses Verfahren ermöglicht es, die Intensität der Störungen zu messen, und kann damit auch zur Kontrolle des Erfolgs einer medikamentösen Therapie gute Dienste leisten.

UNRUHIGE BEINE

> **Wichtig zu wissen**
> Das Parkinson-Medikament L-Dopa kann vielen RLS-Patienten helfen, aber die Befürchtung, das RLS sei eine Vorstufe zur Parkinson-Krankheit, ist unbegründet.

Die Rolle des Botenstoffs Dopamin

Der Nervenbotenstoff Dopamin scheint bei der Ausprägung des Restless Legs Syndroms eine Rolle zu spielen; Beobachtungen zeigen, dass bei RLS-Patienten die Dopaminwerte erniedrigt sind. Zur üblichen Therapie der Symptomatik gehört daher die Einnahme eines Medikaments, dessen Wirkstoff im Gehirn zu Dopamin umgewandelt wird. Dieser Wirkstoff wird L-Dopa (abgekürzt für Levodopa) genannt, und seine Wirkung setzt bei den meisten Patienten zu deren großer Erleichterung sofort ein: Schon in der Nacht nach der ersten Einnahme können die Beschwerden der unruhigen Beine ganz verschwinden oder zumindest deutlich geringer ausgeprägt sein.

Bisweilen halten die Patienten L-Dopa fälschlicherweise für ein Schlafmittel, weil sie nach langer Zeit endlich wieder durchschlafen können. Es ist aber ein Medikament, das ursprünglich für die Entwicklung der Parkinson-Krankheit entwickelt wurde.

Dieser Sachverhalt hat in falscher Interpretation immer wieder Anlass zu Befürchtungen gegeben, dass das Restless Legs Syndrom sich zu Parkinson weiterentwickeln werde. Diese Besorgnis ist allerdings unbegründet; das RLS ist keine Vorstufe zur Parkinson-Krankheit.

Achtung Eisenmangel!

Auch eine Eisenmangelanämie – volkstümlich ausgedrückt: eine »Blutarmut« durch Eisenmangel –, wie sie zum Beispiel bei Dialyse-Patienten und Schwangeren, aber auch bei Frauen mit starken Menstruationsblutungen auftritt, kann ein RLS auslösen. Allein in Europa sind rund zehn Prozent aller Frauen im gebärfähigen Alter davon betroffen.

Eisen ist der Sauerstofftransporter des Körpers; jede seiner Zellen benötigt das Spurenelement. Für RLS-Patienten wichtig: Der Körper braucht Eisen, um im Gehirn den Nervenbotenstoff Dopamin herzustellen. Deshalb sollte man auch in der Ernährung auf die Zufuhr von Eisen achten. Aber nur durchschnittlich zehn Prozent der mit der Nahrung zugeführten Eisenmenge kann der Körper verwerten.

Wichtig zu wissen ist auch, dass Eisen aus pflanzlicher Kost vom Darm sehr viel schlechter aufgenommen wird als Eisen aus tierischer Nahrung. Eine rein vegetarische Ernährung kann daher eine Unterversorgung mit Eisen begünstigen. Über den Eisengehalt verschiedener Nahrungsmittel informiert Sie die Tabelle am Ende dieses Kapitels.

Eisen kann auch zuverlässig in Form von Arzneimitteln, die es rezeptfrei in Apotheken gibt, zugeführt werden. Eisenpräparate sind neben Chininsulfat häufig Bestandteil insbesondere naturheilkundlich orientierter Behandlungsformen.

Eine schwer zu therapierende Erkrankung

Über die Ursachen des Restless Legs Syndroms ist nach wie vor wenig bekannt, und somit ist auch eine kausale Therapie bis heute nicht möglich. Vermutlich spielt beim RLS ein komplexes Zusammenwirken verschiedener Mechanismen der Nervenreizübertragung eine Rolle – im Endergebnis kommt es bei den Betroffenen zu einer Übererregbarkeit der die Muskeln steuernden Nerven.

Berechtigte Hoffnungen für RLS-Patienten weckt die Anwendungsstudie zu einem Arzneimittel mit dem Wirkstoff Chininsulfat, die auf den Seiten 63–65 im Hinblick auf das Fibromyalgie-Syndrom vorgestellt wurde. Neben Muskelschmerzen und Wadenkrämpfen sprachen auch die Restless-Legs-Symptome gut auf diese Arznei an. Gleichzeitig verbesserte sich der Nachtschlaf – ein Faktor, der insbesondere bei Restless-Legs-Patienten erheblich zur Lebensqualität beiträgt.

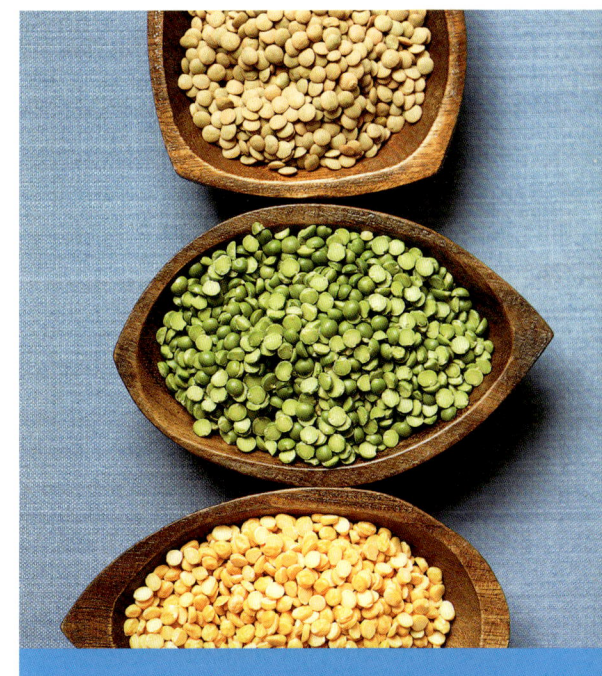

Linsen haben einen hohen Eisenanteil. Unser Körper kann aber Eisen aus tierischen Nahrungsmitteln besser verwerten.

Eisen- und Nährwerte
Lebensmitteltabelle

Diese Tabelle soll Hinweise für RLS-Patienten geben, die durch eine entsprechende Ernährung ihre Eisenversorgung verbessern wollen. Da für die Nahrungsmittel aber auch jeweils der Gehalt an Fett, Eiweiß und Kohlenhydraten angegeben ist, kann die Tabelle auch all denen gute Dienste leisten, die sich im Interesse ihrer Gesundheit um eine bewusste, ausgewogene Ernährung bemühen.

Nahrungsmittel	Eisen mg	Eiweiß g	Fette g	Kohlenhydrate g
FLEISCH UND WURSTWAREN je 100 g enthalten:				
Blutwurst	6,4	12,1	29,0	0,1
Bratwurst, fein	2,7	12,8	26,7	0,5
Huhn	0,7	19,9	9,6	–
Kochschinken	2,3	22,5	3,7	–
Lammkotelett	2,2	14,9	32,0	–
Mettwurst	3,1	23,3	28,3	–
Mortadella	1,3	12,4	32,8	–
Pute	1,5	22,4	6,8	–
Schweineleber	15,8	20,7	4,9	0,5
Schweineschnitzel	1,7	22,2	1,9	–
Rinder-/Schweinehackfleisch	2,4	20,0	10,0	–
Rinderfilet	2,3	21,2	4,0	–
Rinderleber	7,0	19,7	3,1	5,3

EISEN- UND NÄHRWERTTABELLE

Nahrungsmittel	Eisen mg	Eiweiß g	Fette g	Kohlenhydrate g
GEMÜSE UND KRÄUTER je 100 g enthalten:				
Blumenkohl	0,6	2,5	0,3	2,3
weiße Bohnen	6,2	21,3	1,6	40,1
Brokkoli	1,3	3,3	0,2	2,5
Champignons	1,2	2,7	0,3	0,6
Erbsen	1,8	6,6	0,5	12,3
Feldsalat	2,0	1,8	0,4	0,7
Grünkohl	1,9	4,3	0,9	3,0
Karotten	2,1	1,0	0,2	4,8
Kohlrabi	0,9	1,9	0,1	3,7
Kopfsalat	0,3	1,3	0,2	1,1
Oregano	7,4	1,8	1,7	8,2
Paprika	0,8	1,2	0,3	2,9
Petersilie	5,5	4,4	0,4	7,4
Rosenkohl	1,1	4,5	0,3	3,8
Salzkartoffeln	0,4	1,8	0,1	15,4
Spinat	3,0	2,5	0,3	0,6
Zucchini	1,5	1,6	0,4	2,0

EISEN- UND NÄHRWERTE

Nahrungsmittel	Eisen mg	Eiweiß g	Fette g	Kohlenhydrate g
FISCH UND MEERESFRÜCHTE je 100 g enthalten:				
Fischstäbchen	0,4	13,1	9,5	17,4
Hering	1,5	16,5	16,0	–
Karpfen	0,7	18,0	4,8	–
Lachs	1,0	20,0	13,6	–
Miesmuscheln	5,1	9,8	1,3	–
Rollmops	2,6	16,0	15,0	1,1
Sardellen	4,3	17,5	2,0	–
Tiefseegarnelen	5,0	20,8	1,2	–
MILCH, MILCHPRODUKTE UND EIER je 100 g enthalten:				
Butterkäse	0,5	21,1	28,8	–
Hühnerei	2,1	12,9	11,2	0,7
Joghurt	0,1	3,9	3,8	5,4
Kuhmilch	0,1	3,3	3,5	4,5
Quark	0,4	10,7	13,0	2,1
GETREIDEPRODUKTE je 100 g enthalten:				
Mais	1,4	8,5	3,8	66,6
Naturreis	0,7	2,7	0,8	27,3
Nudeln	0,7	5,3	0,8	32,0
Cornflakes	2,0	7,2	0,6	79,7
Getreideflocken	3,4	10,1	3,6	61,4
Haferflocken	4,6	12,5	7,0	63,3
Müsli mit Nüssen	4,4	12,3	11,7	55,2
Müsli mit Trockenobst	3,5	9,3	5,4	61,2

EISEN- UND NÄHRWERTTABELLE

Nahrungsmittel	Eisen mg	Eiweiß g	Fette g	Kohlenhydrate g
BACKWAREN je 100 g enthalten:				
Baguette	1,6	7,8	1,4	51,0
Knäckebrot	3,6	11,8	2,3	55,8
Pumpernickel	1,9	6,8	0,9	36,5
Roggenbrot	2,5	6,2	1,0	45,7
Vollkornbrötchen	2,8	8,1	1,5	43,5
Weizenbrot	1,0	7,6	1,2	48,8
FRÜCHTE je 100 g enthalten:				
Äpfel	0,5	0,3	0,6	11,4
Bananen	0,5	1,2	0,2	20,0
Birnen	0,3	0,5	0,3	12,4
Erdbeeren	1,0	0,8	0,4	5,5
Kiwis	0,8	1,0	0,6	9,1
Orangen	0,4	1,0	0,2	8,3
Weintrauben	0,5	0,7	0,3	16,1
Backobst	2,5	2,9	0,9	56,6
Feigen, trocken	3,3	3,5	1,3	55,0
Rosinen	0,3	2,5	0,6	63,9
NÜSSE je 100 g enthalten:				
Haselnüsse	3,8	12,0	61,6	10,5
Walnüsse	2,5	14,4	62,5	10,6
geröstete Cashewnüsse	6,0	20,5	50,9	18,8
geröstete Erdnüsse	2,0	25,6	49,4	9,4
geröstete Pistazien	6,7	19,0	49,5	15,5

ANHANG

Zum Nachschlagen
Hier finden Sie Adressen

Selbsthilfegruppen und Institutionen

DEUTSCHLAND

Deutsche Fibromyalgie-Vereinigung (DFV) e.V.
Waidachshoferstraße 25
D-74743 Seckach
Tel. 06292 928758
Fax 06292 928761
E-Mail: fibromyalgie-fms@t-online.de
www.fibromyalgie-fms.de

Deutsche Rheuma-Liga
Bundesverband e.V.
Maximilianstraße 14
D-53111 Bonn
Tel. 0228 766060
Fax 0228 7660620
E-Mail: bv@rheuma-liga.de
www.rheuma-liga.de

Deutsche Schmerzhilfe e.V.
Sietwende 20
D-21720 Grünendeich
Tel. 04142 810434
Fax 04142 810435
E-Mail: geschaeftsstelle@schmerzhilfe.org
www.schmerzhilfe.de

Deutsche Schmerzliga e.V.
Adenauerallee 18
D-61440 Oberursel
Tel. 0700 375375375
Fax 0700 37537538
E-Mail: info@schmerzliga.de
www.schmerzliga.de

RLS e.V.
Deutsche Restless Legs Vereinigung
Schäufeleinstraße 35
D-80687 München
Tel. 089 55028880
Fax 089 55028881
E-Mail: info@restless-legs.org
www.restless-legs.org

ADRESSEN

ÖSTERREICH

Österreichische Rheumaliga
Mahlerstraße 3/2/7
A-1010 Wien
Tel. 0699 15541679
E-Mail: info@rheumaliga.at
www.rheumaliga.at

Österreichische Schmerzgesellschaft
Porzellangasse 35/Top 3
A-1090 Wien
Tel. 01 3194378 12
Fax 01 3194378 20
www.oesg.at

RLS Dachverband Österreich
Puchheimgasse 5
A-3860 Heidenreichstein
Tel. 0664 2633100
Fax 02862 53719
E-Mail: w.moldaschl@gmx.at
www.restless-legs.at

SCHWEIZ

Rheumaliga Schweiz
Josefstrasse 92
CH-8005 Zürich
Tel. 044 4874000
Fax 044 4874019
E-Mail: info@rheumaliga.ch
www.rheumaliga.ch

Schweizerische Fibromyalgie-Vereinigung
P. O. Box 68
CH-1732 Arconciel
Tel. 041 30013
Fax 041 30014
www.fibromyalgie.ch

Schweizerische Restless Legs Selbsthilfegruppe
Kleinfeldstrasse 2
CH-4656 Starrkirch
Tel. 062 2953577
E-Mail: lillynoethiger@yetnet.ch
www.restless-legs.ch

Zum Nachschlagen
Hier finden Sie Bücher

Literaturverzeichnis

Berg, C., Restless-Legs-Syndrom, Mit jedem Kind steigt das Risiko, in: PTA-Forum, PZ 35/2006, S. 40

Beschwerdefrei statt rastlos und ratlos, Neue Perspektiven für RLS-Patienten, Roche Pharma 2000

Biesalski, H. K., Ernährungsmedizin, Stuttgart 1995

Brückle, W., Fibromyalgie endlich richtig erkennen und behandeln, Stuttgart 2005

Burgerstein, L., Handbuch Nährstoffe, 9. Aufl., Heidelberg 2000

Hunnius, Pharmazeutisches Wörterbuch, 8. Aufl., Berlin 1998

Matejka, R., Ausleitende Therapieverfahren, München 2000

Milz, F., Pollmann, A., Schirmer, K. P., Wiesenauer, M., Naturheilverfahren bei orthopädischen Beschwerden, Stuttgart 1998

Müller-Jahnke, W. D., Reichling, J., Arzneimittel der besonderen Therapierichtungen, Heidelberg 1996

Mutschler, E., Geisslinger, G., Kroemer, H. K., Schäfer-Korting, M., Arzneimittelwirkungen, 8. Aufl., Stuttgart 2001

Schilcher, H., Kammerer, S., Leitfaden Phytotherapie, München 2000

Schimmel, K. C., Lehrbuch der Naturheilverfahren, Band II, 2., Aufl. Stuttgart 1990

Sieb, J. P., Restless Legs – endlich wieder ruhige Beine, 2., Aufl. Stuttgart 2005

Tempelhof, S., Fibromyalgie, München 2004

Tergau, F., Zerbst, M., Wenn die Beine nicht zur Ruhe kommen, München 2000

Ullmann, C., Sieber, U., Wissenschaftliche Grundlagen biologischer Heilweisen, Oberhaching 1999

Register

A
Abführmittel 11
Abgeschlagenheit 26, 60
abschalten können 48 f.
Acetylcholin 9, 15, 59, 62
Acetylsalicylsäure (ASS) 16 f.
Aktimetrie 81
Aktin 8 f.
Akupunktur 67
Alkohol 11, 27
Allergien 27, 72
Alltag 11 f., 30, 32, 48, 56
Alzheimer 27
Aminosäuren 59, 67 f.
Angst 7, 44, 50
Antibiotika 72 f.
Arachidonsäure 26, 70 f.
Arnika 20
Arznei-Minze 46
Arzneipflanze 21, 65, 76 f.
Arzt 28, 35, 38, 43, 65, 79 f.
Atemübungen 32 f.
ätherische Öle/Düfte 33, 46
Aufwärmen 14
Ausleitung (Therapie) 27 f., 45, 58, 72
autogenes Training 32

B
Bad, warmes 33
Bandscheiben 19, 30
Bauchkrämpfe 45
Begleitsymptome 7
Behandlung 15 f., 55, 66 f.
– ganzheitliche 20, 55, 59
– medikamentöse 7, 20, 59, 81
– physikalische 7
– psychologische 7, 56
Beinwell 19 f., 22, 65
Berührungsempfindlichkeit 45
Beweglichkeit 46
Bewegung 8, 26, 61, 77
Bewegungsbad 57
Bewegungsdrang 79 ff.
Brustschmerzen 48
Brustwirbelsäule 12, 19, 38

C
Cajeput-Pflanze 20
Calcium 9 ff.
Chemikalien 27
Chinarinde 61 f.
Chinin 15 f., 23, 61 f.
Chininsulfat 12, 15 ff., 63 ff.
Cholin 59 f.
chronische Beschwerden 16, 20, 22 f., 27, 30, 32, 36 f., 42, 44, 53 f., 67, 71 f.
Cineol 17
Colitis ulcerosa 27, 72
Cortisol 53 f.
Cortison 56, 73

D
Darmbarriere 73
Darmflora 26, 71 ff., 75
Darmpilze 71 f.
Dauerbelastung 12
Deanol 59 f.
Dehnen, aktives 12 ff., 29, 57
Demenz 27
Depression 7, 35 f., 49, 53, 55, 71
depressive Verstimmung 32, 48 f., 54
Diabetes 12
Diagnose 38 f., 42 f., 46, 52, 55, 80 f.
Diclofenac 16
Differenzial-Blutbild 43
Diuretika 11
Dolorimeter 52
Dopamin 82
Druckschmerz 39 ff.
Durchblutung 11 f., 15, 32, 45, 52, 66, 69
Durchfall 45, 71

E
Einreibungen 15, 20, 65
Eisenmangel 80, 82 f., 84
Entgiftung (Therapie) 27 f., 45, 58, 72
Entspannung 32 f., 48 f., 56, 62
Entzündung 21, 36, 43, 51, 70–73
entzündungshemmend 15, 20 f., 56

Register

Enzymtherapie 66
Erholung 13, 32, 54, 79
Ernährung 23, 55, 67, 71, 75, 84
– ballaststoffreiche 45, 74 f.
– basenreiche 26
Ernährungsumstellung 45, 74
Erschöpfung 36, 42, 44

F

Fehlernährung 72 f.
Fehlstellung 11, 57
Fibromyalgie 7, 12, 26, 35, 37, 43, 59 f., 63 ff., 67
Fibromyalgie-Patient 10, 16, 37, 42–47, 53, 58, 63, 65, 66 f., 71, 74, 76 f.
Fibromyalgie-Persönlichkeit 50
Fibromyalgie-Syndrom (FMS) 17, 23, 35–38, 40, 43, 45 f., 49 ff., 54 f., 67, 70, 83
Fibrositis 36
Flüssigkeit (trinken) 14, 75 f.
Folgeerkrankung 12
Fußfehlstellung 12

G

Gedächtnisleistung 7, 59 f., 71
Gelassenheit 32
Gelenkschmerzen 44
Genussgifte 27
Giftstoffe 28, 58, 73
Gymnastik 11 f., 29

H

Halswirbelsäule 12, 38
Haut 27, 32, 72
Heilpraktiker 28
Hormone 51, 53 f., 79
Hörstörungen 47

I

Ibuprofen 16
Immunglobuline 43
Immunsystem 26, 28, 54, 67, 71 ff.
Inulin 12

J

Jasmin 33
Johanniskraut 49

K

Kalium 9 ff., 62
Kälteempfindlichkeit 36, 45, 71
Kalzitonin 51
Kernspintomographie 52
Koffein 11, 27
Kohlenhydrate 67, 74, 84
Königsartischocke 76 f.
Kontraktion 9, 13, 15, 27, 62
Konzentrationsfähigkeit 59 f., 79
Kopfschmerzen 36, 42, 46 f., 71
Körperhaltung 11, 30
Krampfadern 12
Kreuzschmerzen 19

Kribbeln 12, 45, 79
Kürbissamen 46

L

Laboruntersuchungen 38, 43, 51 ff.
Lavendel 33
L-Carnitin 66, 69 f.
L-Dopo 82
Lebensstil 23, 55, 72
Lendenwirbelsäule 12, 22, 38
Links-Milchsäure 27
Lymphdrainage 57

M

Magnesium 11, 15, 66, 69
Magnesium phosphoricum (D6) 67
Makrogole 11
Massage 14, 22, 32, 57
Melisse 33
Menstruationsstörungen 42 f.
Mikronährstoffe 59
Mind-Body-Therapien 56
Mineralstoffe 11 f., 15 f., 60, 73
Morbus Crohn 27, 72
Morgensteifigkeit 46
motorische Endplatte 9
Moxaverin 45
Müdigkeit 7, 26, 35 f., 42, 44 f., 48, 56, 71, 79
Mundtrockenheit 7
Musik 33

Muskelanspannung 9f.
muskelentspannend 12, 23, 62, 66
Muskelentspannung 7, 9f., 69
Muskelkrämpfe 7, 10–17, 23, 26, 61ff., 65f., 69
Muskelrelaxanzien 56, 63
Muskelrheumatismus 36
Muskelschmerzen 7, 11, 13, 15ff., 20, 23, 26, 35f., 44, 47, 50, 55, 61, 65, 83
Muskelverhärtung 13, 32, 39, 55
Muskelverspannungen 7, 13, 15f., 23, 29, 31f., 35, 46, 55, 61, 63, 65
Muskelzittern 66, 69
Muskelzucken 10
Myofibrillen 8
Myogelosen 39
Myosin 8f.

N

Nacken, steifer 13
Nackenschmerzen 19
Nahrung
– pflanzliche 26, 70, 74, 83
– tierische 26, 27, 70, 83
Nahrungsergänzung 66, 74
Natrium 9f.
Naturheilkunde 23, 27f., 49, 61, 65, 72
Nebenwirkungen 15, 56, 63, 65

Nerve-Growth-Factor 51
Nervensystem 8f., 53f., 66, 69
Nierenfunktion 80
Nikotin 11, 27, 72

O

Omega-3-Fettsäuren 66, 70
Osteoporose 19

P

Paracelsus 27
Parkinson-Krankheit 81
Perfektionismus 50, 55
pH-Wert 24
Physiotherapie 32, 57
Placebopunkte 42
Pneumatische Pulsationstherapie (PPT) 58
Polyneuropathien 12
Primärerkrankung 19
probiotisch 74
Proteine 8, 26, 68, 74, 84
Psyche 32, 36f., 42ff., 48, 50f., 54, 72
Psychopharmaka 7

R

Radfahren 31
Raynaud-Krankheit 45
Reizblase 36, 46
Reizdarm 36, 45, 72
Reizmagen 45
Reizstrombehandlung 57

Restless Legs Syndrom 12, 16, 63, 65, 78ff., 82f.
rezeptfreie Arzneimittel 17
Rheumafaktor 43
Rückengymnastik 29
Rückenschmerzen 12f., 18ff., 22, 26, 30, 38

S

Sander, Friedrich 23
Sauna 33
Säure-Basen-Haushalt 23, 26, 45, 72, 74
Schlaf 11ff., 56, 67, 78ff., 83
Schlafmangel 44, 79
Schlafstörungen 16, 35f., 42, 44, 55, 63f., 79
Schlaftagebuch 81
Schmerz, generalisierter 38, 40
Schmerzempfindlichkeit 35f., 40, 42, 53, 56, 58, 68
Schmerzgedächtnis 53
schmerzhemmend 15f., 21, 32, 62
Schmerzmittel 7, 23
Schmerztherapie 56
Schonhaltung 46
Schulter-Arm-Syndrom 12
Schulter-Nacken-Bereich 22, 32
Schüssler-Salze 67
Schwimmen 29
Schwitzen 11

Register

Sehstörungen 47 f.
Selbstheilungskräfte 32
Selbsthilfegruppen 56
Selbstmedikation 17
Selbstsicherheit 54
Selbstwertgefühl 50, 56
Serotonin 43, 51, 53, 66, 68
Skelettmuskeln 8, 10, 69
Somatomedin C 51
soziale Therapie 55
Spannungskopfschmerzen 12, 46, 47
Sport 11, 12, 14 f., 29, 77
Spurenelemente 11, 59, 73
Stoffwechsel 23, 26 ff., 58, 69
Stoffwechselschlacken 27 f., 33, 58
Stress 12, 29, 32, 48, 53 f., 56 f., 80
Stressabbau 55
Substanz P 51, 53

T
Taubheitsgefühle 45
Tenderpoints 35 f., 39–42, 56, 64
Tendomyopathie 36
Tinnitus 47
Trauma-Beinwell 21 ff., 65
Triggerpoints 39, 42, 58
Tryptophan 66 ff.

U
Überlastung 11 ff., 51
Übersäuerung 23 f., 26 f.
Umweltbedingungen 23
Unruhe 79 ff.

V
Veranlagung, erbliche 38, 42, 80
Verstopfung 45, 71
Vitalstoffmedizin 66

Vitamine 59 f., 68, 73
– B_2 68
– B_6 68
Völlegefühl 45, 77
Vorbeugung 14 f.

W
Wadenkrämpfe 7, 10, 12 f., 14, 16, 62–65, 80, 83
Walken 29
Wärmeanwendungen 57
Warnsignale 13
Wechselbäder 11
Weichteilrheumatismus 36
Willis, Thomas 79
Wirbelkörperbruch 19

Y
Yoga 32 f.

Z
Zähneknirschen 44

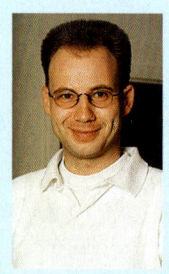

Über den Autor

Dr. Oliver Ploss ist Heilpraktiker und arbeitet seit über 15 Jahren in der eigenen Naturheilpraxis. Darüber hinaus ist er Apotheker für Homöopathie und Naturheilverfahren und arbeitet als Lehrbeauftragter für Homöopathie und Anthroposophie an der Universität Münster (Fachbereich Pharmazie). Für das »Klosterfrau Gesundheitsbuch« hat er bereits das Wissen um die Heilpflanzen zusammengetragen.

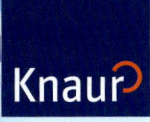

Nie wieder Schmerzen!

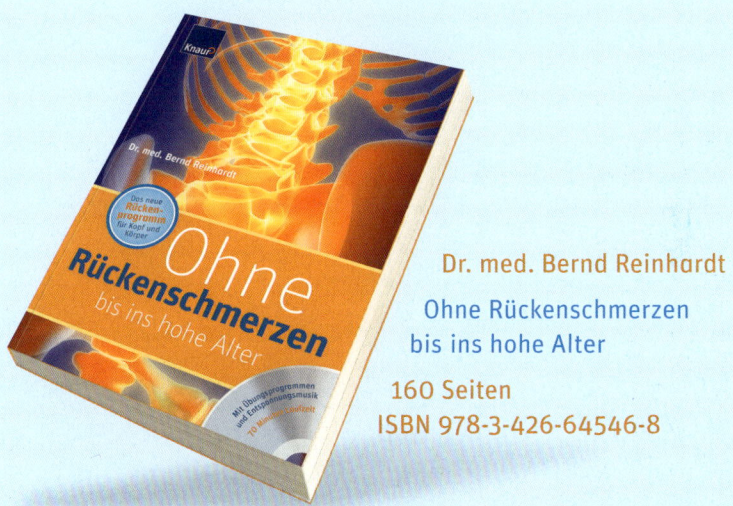

Dr. med. Bernd Reinhardt

Ohne Rückenschmerzen bis ins hohe Alter

160 Seiten
ISBN 978-3-426-64546-8

Prof. Dr. Johann Bauer

Fibromyalgie

192 Seiten
ISBN 978-3-426-66747-7

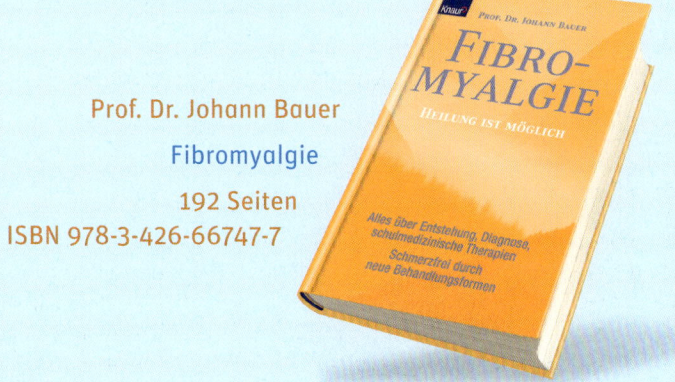

www.knaur-ratgeber.de

Impressum

www.knaur-ratgeber.de

Bibliografische Information der Deutschen Nationalbibliothek
Die Deutsche Nationalbibliothek verzeichnet diese Publikation in der Deutschen Nationalbibliografie; detaillierte bibliografische Daten sind im Internet über http://dnb.d-nb.de abrufbar.

Wichtiger Hinweis
Die im Buch veröffentlichten Ratschläge wurden von Verfasser und Verlag mit größter Sorgfalt erarbeitet und geprüft. Eine Garantie kann jedoch nicht übernommen werden. Ebenso ist eine Haftung des Verfassers bzw. des Verlages und seiner Beauftragten für Personen-, Sach- oder Vermögensschäden ausgeschlossen.

© 2008 Knaur Ratgeber Verlag
Ein Unternehmen der
Droemerschen Verlagsanstalt Th. Knaur Nachf. GmbH & Co. KG, München
Alle Rechte vorbehalten.
Das Werk einschließlich aller seiner Teile ist urheberrechtlich geschützt. Jede Verwertung außerhalb des Urhebergesetzes ist ohne Zustimmung des Verlages unzulässig und strafbar. Das gilt insbesondere für Vervielfältigungen, Übersetzungen, Mikroverfilmungen und die Einspeicherung und Verarbeitung in elektronischen Systemen. Es ist deshalb nicht gestattet, Abbildungen dieses Buches zu scannen, in PCs oder auf CDs zu speichern oder in Computern zu verändern oder einzeln und zusammen mit anderen Bildvorlagen zu manipulieren, es sei denn mit schriftlicher Genehmigung des Verlages.
Bei der Anwendung in Beratungsgesprächen, im Unterricht und in Kursen ist auf dieses Buch hinzuweisen.

Projektleitung: Gabriele Feuerstein, Kathrin Gritschneder
Redaktion: Dr. Rainer Schöttle
Bildredaktion: Sylvie Busche (Ltg.), Tanja Lex, Markus Röleke
Umschlagfoto: GettyImages/Steve Smith
Fotos: Corbis/Rick Gomez S. 57; GettyImages/digitalvision royalty free S. 47/Pando Hall S. 78/Longview S. 18/Nucleus-MedicalArt.com S. 8, 9; IFA-Bilderteam/DIAF/SDP S. 4; Imagesource S. 13; Imago/McPhoto/Nieveler S. 21 u.; Silvia Lammertz S. 29, 30, 31; Masterfile/Rick Gomez S. 34; Mauritius images/Garden Picture Library S. 21 o./Phototake S. 40, 41/Erwin Rachbauer S. 52/Stock Image S. 6; Reinhard-Tierfoto S. 61; Stockfood/Feig S. 70/foodcollection royalty free S. 76/Jonah Calinawan S. 83; Peter Widmann S. 33

Herstellung: Veronika Preisler
Satz und DTP: Gaby Herbrecht
Umschlaggestaltung: griesbeckdesign, München
Reproduktion: Repro Ludwig, A–Zell am See
Druck und Bindung: Firmengruppe APPL, aprinta druck, Wemding

Printed in Germany

ISBN 978-3-426-64827-8

5 4 3 2 1